SpringerWienNewYork

T0255075

Monique Weissenberger-Leduc

Handbuch der Palliativpflege

Vierte überarbeitete und ergänzte Auflage

SpringerWienNewYork

Mag. DDr. Monique Weissenberger-Leduc
Dipl. Gesundheits- und Krankenschwester, Pflegewissenschafterin,
Philosophin, Soziologin, Universität Wien, Österreich

© 1997, 2000, 2002, 2008 Springer-Verlag/Wien

SpringerWienNewYork ist ein Unternehmen von
Springer Science + Business Media
springer.at

Satz: PTP-Berlin, Protago-TEX-Production GmbH, 10781 Berlin,
www.ptp-berlin.eu
Druck: Strauss GmbH, 69509 Mörlenbach, Deutschland
Gedruckt auf säurefreiem, chlorfrei gebleichtem Papier – TCF
SPIN: 11543695

Bibliografische Information der Deutschen Nationalbibliothek
Die Deutsche Nationalbibliothek verzeichnet diese Publikation in der Deutschen
Nationalbibliografie; detaillierte bibliografische Daten sind im Internet über
http://dnb.d-nb.de abrufbar.

ISBN 978-3-211-79907-9 Springer Wien New York
ISBN 3-211-83829-5   3. Aufl. Springer Wien New York

Vorwort

Es klingt wie eine Binsenweisheit, dass Medizin den Menschen zu leben und zu überleben hilft. Aber gerade beim Phänomen „Schmerz" scheint diese Binsenweisheit in Frage gestellt zu werden. Es gibt Situationen im Leben eines Menschen, in denen alles darauf ankommt, einem Menschen, der Schmerzen hat, Schutz zu bieten, ihm – greifen wir auf die ursprüngliche Bedeutung des lateinischen Wortes „pallium" (= Mantel) zurück – diesen schützenden Mantel zu geben. Schmerzen können nicht auszuhalten sein. Nicht auszuhalten ist aber auch die Weigerung der Medizin und der Pflege, unerträgliche Schmerzen ausreichend zu behandeln. Was spricht eigentlich dagegen?

Ich wünsche mir, dass dieses Handbuch eine schnelle Hilfe für viele Situationen in der täglichen Arbeit sein wird.

Für Kritik, Rückmeldungen und Verbesserungsvorschläge bin ich sehr dankbar.

Wien, Juni 2008   *Monique Weissenberger-Leduc*

---

[1] Wenn von Patienten, Ärzten, Pflegenden gesprochen wird, werden sowohl weibliche als männliche Personen gemeint.

Danke

an alle liebenswerten Menschen, die mich begleitet haben,

und an alle großartigen, einzigartigen, wertvollen Menschen,

die ich begleiten durfte.

Jeder einzelne Stein hat dazu beigetragen, das Puzzle,

das ich heute bin, zu bauen.

In Ehrfurcht und Respekt,

Monique Weissenberger-Leduc

Inhalt

Pharmakologische Methode – Nozizeptorenschmerz

Opioide

Pharmakologische Methode – andere Schmerzursachen

Fehler bei der Behandlung von Karzinomschmerz

Pflege

Ziel der Palliativpflege

Was bedeuten Palliativmedizin und Palliativpflege?

 ## 1. Definitionen

Das Wort „Palliativ" kommt von palliare (Latein) und bedeutet mit einem Mantel bedecken. Palliative Medizin und palliative Pflege sind lindernde im Gegensatz zu heilenden (kurativen) Behandlungen. Es sind die lindernden Mittel, die gegen einzelne Symptome aber nicht gegen die Ursache der Krankheit selbst wirken.

Die palliative Therapie ist in fast allen Gebieten der inneren Medizin, von den Infektionskrankheiten abgesehen, das übliche Therapieziel. Weder Hypertonie, noch Diabetes Mellitus, noch Rheumatismus sind heilbar. Sie können aber durch adäquate Therapien langfristig kontrolliert werden. Es ist ein Kontinuum mit vielen Überschneidungen zwischen heilend und lindernd. Oft laufen beide parallel.
Eine palliative Therapie kann für den Patienten existenziell eine der Heilung vergleichbare Lebensqualität bedeuten.

In der Palliativen Pflege soll uns bewusst werden, dass der Palliative-Care-Bedarf von Migranten in Zukunft stark zunehmen wird (2007 sind 31 % der Wiener Migranten, also Zuwanderer der 1. und 2. Generation). Gefragt ist und wird sein eine kultursensible Palliativpflege, die sowohl die kulturellen, spirituellen, sozialen und biografischen Bedürfnisse als auch die Ressourcen ausländischer Mitbürger angemessen berücksichtigt. Die Pflege muss lernen, familiäre Unterstützungspotenziale rechtzeitig wahrzunehmen, zu erkennen und zu fördern, damit sprachliche und kulturelle Barrieren so gering wie möglich gehalten werden. Die Pflegeschulen müssen auch muslimische Migrantinnen, die z. B. ein Kopftuch tragen, bewusst anwerben. Nur so können wir unser Leistungsangebot in der Pflege gewährleisten. Nur so kann Pflege, insbesondere Palliative Pflege die individuellen Bedürfnisse, Wünsche, Verhaltensweise und Ressourcen von Migranten stärker und effektiver berücksichtigen. Die Pflegepersonen sollen offen sein z. B. für die Besonderheiten in der Pflege von muslimischen Patienten, etc. Sind Pflegepersonen im Palliativbereich bereit, sich mit Ess- und Lebensgewohnheiten, mit religiösen Bräuchen und Ritualen von Migranten auseinanderzusetzen? Ich hoffe ja. Es wir eine der größten Herausforderungen der nächsten Jahrzehnte sein.

In diesem Buch wird von Palliativtherapie in der letzten „Lebens-Sterbens-Phase" eines chronisch kranken Menschen gesprochen. Es ist der letzte Lebensabschnitt eines Menschen, der eine todbringende Krankheit hat.

 ## 2. Grundüberlegungen

Die verschiedenen palliativen Maßnahmen müssen immer in ein Gesamttherapiekonzept eingebunden sein. Die Behandlungsziele müssen mit dem Patienten auf seinen Wunsch hin und nur mit seinem Einverständnis mit seinen Vertrauenspersonen (nie umgekehrt!) und mit allen am Behandlungskonzept Beteiligten gemeinsam besprochen, akkordiert und festgelegt werden.

Das gesamte therapeutische Team soll sich eine Meinung bilden, miteinander ein Konzept ausarbeiten und dieses dann einheitlich dem Patienten und seiner Vertrauensperson gegenüber vertreten. Verschiedene Ansätze, Standpunkte, Meinungen verwirren und beängstigen nur. Das Arbeiten in einem Palliativteam verlangt viel Teamgeist, Bereitschaft zur Kommunikation und Kooperation.

Bevor man eine Therapiemethode vorschlägt, soll immer zuerst überprüft werden, ob die Therapie überhaupt für diesen Patienten in dieser Situation und in diesem Kontext in Frage kommt:
- Erlaubt sein Allgemeinzustand eine palliative Strahlentherapie, Chirurgie, ...
- Welches sind für diesen Patienten die Nutzen/Vorteile, aber auch die Risiken/Nachteile und Nebenwirkungen dieser Therapie: Nutzen-Risiko-Analyse
- Gibt es eine andere Therapiemethode die möglicherweise genauso viel Nutzen für diesen Patienten bringt, bei weniger Lebensqualitätsverlust?
- Wie ist die Ausgangslage?
  - Biologische Eigenschaften, Prognose, Stadium des Primärtumors/Primärkrankheit?
  - Lage, Anzahl und Größe der Metastasen
  - Gesamtkonzept

Diese Beurteilung von Therapiemaßnahmen soll immer sehr kritisch erfolgen. Es bleibt eine Entscheidung im Einzelfall, die immer wieder reflektiert werden muss. Was heute gilt, muss in zwei Monaten nicht mehr gelten.

Erst wenn alle diese Fragen beantwortet sind und das Therapieangebot begründbar und sinnvoll erscheint, kann über die Therapiemethode mit dem Patienten gesprochen werden.

Die Schweizerische Akademie der medizinischen Wissenschaften (SAMW) hat neue medizinisch-ethische Richtlinien zu Palliative Care erarbeitet. Diese Richtlinien sind im Sommer 2006 erschienen und können unter **www.samw.ch** abgerufen werden.

Schmerzkrankheit

Der Umgang mit Schmerzzuständen des Patienten

„Wo haben Sie Schmerzen?"
„Ich habe Lebensschmerzen!"

Lebensschmerzen, was für ein starker Ausdruck! Seine Bedeutung wird uns klar, wenn wir dem Patienten zuhören.

„Was mich am Leben hält, verursacht mir Schmerzen."

„Ich bin krank, schmerzgeplagt am ganzen Körper, abhängig, eine Last für die anderen, untätig, ohne soziale Funktion. Ich habe meinen Platz in der Familie verloren. Ich bin lustlos und ziellos; ich warte; aber worauf?"

„Wenn die Heilung nicht mehr möglich ist, muss ich dann auf den Tod warten?"

„Das Sterben selbst macht mir keine Angst. Ich habe Angst vor Schmerzen, vor dem Ersticken, vor Inkontinenz und davor, schmutzig zu werden, ... oder noch viel ärger, den Sinn zu verlieren."

„Und was soll ich mit meinen Erinnerungen, dieser Lebensretrospektive tun?"

„Welchen Sinn hat das Leben ... oder noch viel mehr der Tod?"

„Ich habe nicht vor dem Sterben Angst, sondern vor dem Aufhören zu leben. Wer weiß, was nachher mit uns geschieht?"

Wie soll man besser das globale Leid ausdrücken: physisches, soziales, familiäres und psychisches Leid, in dessen Tiefe sich die Suche nach dem Sinn, nach dem, was den Menschen lebendig macht, verbirgt? Kein Schmerz gleicht dem anderen, wie kein Mensch dem anderen gleich ist, außer in seiner Grundstruktur.

Schmerz bedeutet – und ist an sich – für viele Menschen Gefangenschaft.

Der Mensch erkennt immer deutlicher die Zusammenhänge von Körper, Geist und Seele und strebt daher auch offener und bewusster ganzheitliche Medizin und Pflege an.

Die folgenden Ausführungen beziehen sich hauptsächlich auf Schmerzzustände von Patienten im Terminalstadium einer Krebserkrankung, doch trifft vieles auch auf Schmerzen jeder Art zu.

Schmerzphysiologie

 ## 1. Was ist Schmerz?

Jeder kennt seine Wirkung, jeder weiß, wozu er uns bringen kann. Aber für die außergewöhnliche und facettenreiche Erfahrungsqualität „Schmerz" gibt es noch keine befriedende Begriffsbestimmung. Nur der Patient selbst kann von seinem Schmerz erzählen. Der Schmerz wird von ihm als eine subjektive, unangenehme und gefühlsmäßige Erfahrung beschrieben. Warum sollten wir ihm nicht glauben und sein Wort in Zweifel ziehen? Schmerzen sind für unser Sprachempfinden etwas, das eine bestimmte Lokalisation im Körper hat. Aber sobald die Lokalisierung nicht mehr möglich ist, wird aus Schmerz Leid. Cicely Saunders sprach von „Total Pain". Hier findet ein Prozess statt von der Deutung des Schmerzes **durch** den Patienten zu Bedeutung des Schmerzes **für** den Patienten. Ein Gefühl für Identität ist nicht mehr möglich. Ein wichtiges Kennzeichen der Identität nach Erikson ist „die Bereitschaft, die Würde der eigenen Lebensform ... zu verteidigen".

WHO – Definition: „Schmerz ist ein unangenehmes Sinnes- und Gefühlserlebnis, das als Folge einer Gewebsirritation oder Gewebsschädigung auftritt".

Der Schmerz ist zunächst ein **Symptom**, ein Ausdruck dafür, dass etwas nicht stimmt. Schmerz macht auf eine Störung aufmerksam, die aus der Außenwelt kommt (exterozeptiver Schmerz) oder im Innern des Körpers abläuft (enterozeptiver Schmerz). Schmerz ist somit immer auch **Ausdruck** des Organismus in seiner Bedürftigkeit.

Der Schmerz hat im Unterschied zu anderen Bedürfnissen eine Sonderstellung: Es kann vorkommen, dass er seiner Bestimmung als Warner nicht entspricht. Er wird chronisch, wächst sich zur **Schmerzkrankheit** aus und nimmt dann eine sinnlos gewordene Stellung ein:

- Schmerz ist die Folge einer Funktionsstörung oder einer Beeinträchtigung des Organismus – das ist die biologische Ebene: **Reaktion des Körpers.**
- Schmerz ist das, was das Individuum wahrnimmt und ausdrückt – das ist die psychische Ebene: **das Erleben.**

- Schmerz ist beeinflusst von Haltung, Einstellung und Sinnorientie-
  rung des Menschen – das ist die Verhaltensebene: **das Handeln und
  Erdulden.**

2. Schmerzerklärungen

Der Schmerzimpuls verläuft vom Ort des Schmerzes über die Schmerz-
rezeptoren (Nozizeptoren) zum Rückenmark und von dort aus ins Gehirn.
Ein Schmerzreiz kann mechanische, chemische, thermische, entzünd-
liche oder bösartig-tumoröse Ursachen haben. Durch Gewebsschädigung
werden spezifische Nozizeptoren („Schmerzfühler") stimuliert, und zwar
durch Freisetzung sogenannter Schmerzmediatoren. Die wichtigsten dieser Schmerzmediatoren (Bradykinin, 5-Hydroxytryptamin, Histamin und
Prostaglandin-E. Nozizeptoren) finden wir in Haut, Muskeln, Bindegewebe,
Periost, Gelenken, sowie in den Eingeweiden.

Die Antwort auf diese Schmerzmediatoren, ist die Freisetzung von Enke-
phalin. Die Peri-Aquaeductus-Substanz des IV. Ventrikels ist verantwortlich
für die Enkephalinausschüttung. Bei chronischen, andauernden Schmerzen sind die Enkephalinreserven erschöpft. Die Morphingabe ermöglicht
das Weiterarbeiten des Gate-Control-Systems.

3. System der Schmerzwahrnehmung und -verarbeitung

Im **Limbischen System** ist die direkte Verbindung von der körperlichen
Schmerzwahrnehmung zum seelisch-geistigen Bereich zu sehen, welches
die individuelle Schmerzempfindung und Schmerzbewertung eines Menschen bestimmt.

Der Hypothalamus (neurovegetatives Regulationszentrum) ist verantwortlich für die Folgen von Hormonänderungen, die den Schmerz begleiten,
wie Glykämie, thermische Änderungen, u. a.

4. Die Gate-Control-Theorie

Wenn Nervenimpulse, die von beschädigtem Gewebe ausgehen, im Rückenmark ankommen, passieren sie gleichsam ein **Kontrollsystem**. Hier wird
entschieden, ob und welche Signale wie rasch weitergeleitet werden
sollen. Diese Gate-Control-Theorie geht grundsätzlich davon aus, dass

das Nervensystem pro Zeiteinheit nur eine bestimmte Menge sensorischer Informationen verarbeitet. Werden zu viele Informationen gesendet, dann unterbrechen bestimmte Zellen im Rückenmark die Signalübertragung, so als ob sie ein Schleusentor zumachten. So kann es geschehen, dass Schmerz nicht mehr durch die Schleuse gelangt, wenn zu viele andere Empfindungen, etwa das Reiben der Schmerzstelle, den Andrang vergrößern.

Diese Theorie könnte erhellen, weshalb elektrophysikalische Therapiemaßnahmen oft Erfolg zeigen. Es hat außerdem zur Klärung einiger rätselhafter psychologischer Aspekte des Schmerzes beigetragen: Im Überlebenskampf werden die Energien an anderer Stelle gebraucht. Bewegung ist lebensnotwendig. Der Schmerz kann nicht zugelassen werden.

 ## 5. Sinnvoller Schmerz = akuter Schmerz

Dieser Schmerz ist lebensnotwendig und hat eine Signalfunktion. Ohne Schmerzgefühl wären wir sehr oft krank oder verletzt. Die Ursachen blieben unentdeckt und wir würden nicht rechtzeitig zum Arzt gehen (z. B. Verbrennung, Bruch, Blinddarmentzündung).

Die Idealtherapie ist die Ausschaltung der Ursache.
Der Sinn ist erkennbar. Dieser Schmerz ist notwendig, behebbar, zeitlich begrenzt, dadurch akzeptierbar.

 ## 6. Sinnloser Schmerz = chronischer Schmerz

Die chronischen Schmerzen haben keine Signalfunktion. Sie beeinträchtigen oft das Leben und die Lebensqualität:
• die Ursache ist nicht auffindbar
• die Ursache ist bekannt, aber keine ursächliche Therapie möglich.

Beherrschen diese chronischen Schmerzen das Leben, dann ist der Schmerz die Krankheit an sich. Die Warnfunktion existiert nicht mehr. Dieser Schmerz **muss** in Angriff genommen werden.

7. Die häufigsten Schmerzformen

7.1 Krebsschmerzen

Die Angst vor einer Krebserkrankung ist fast identisch mit der Angst vor Schmerzen. Krebs muss nicht gleichzeitig Schmerz bedeuten!
Zwei Drittel aller Krebspatienten haben Schmerzen und nur ein Drittel von ihnen haben keine Schmerzen.
Sie haben meist mehr als eine Schmerzlokalisation.
Ein Fünftel aller Krebspatienten haben nur eine Schmerzlokalisation, jedoch vier Fünftel haben zwei oder mehr Lokalisationen.

7.2 Altersschmerzen

Der Begriff „Altersschmerzen" kann irreführend sein, denn das Alter als solches bewirkt keine Schmerzen, wohl aber die Abnutzungserscheinungen und Krankheitsprozesse, die mit zunehmendem Alter auftreten können.

Dr. Charles Henri Rapin (Genf): „ 40 % der über 80jährigen und 29 % der 71-80jährigen leiden unter Schmerzen – aber die Ärzte wissen nichts davon. Dabei haben ständige Schmerzen weitere Folgen, wie z. B. Depression, Schlafprobleme, eingeschränkte soziale Kontakte und, damit verbunden, Vereinsamung und Isolation."

7.3 Kopfschmerzen

Laut Statistik leiden 20 bis 25 % aller Erwachsenen (und zunehmend auch viele Kinder) unter Kopfschmerzen. Die Folgen davon sind meist Leistungsverminderung, Beziehungsprobleme, Rückzugstendenzen mit wachsender Vereinsamung, Verlust von Lebensqualität und Lebensmotivation.

Trigeminusneuralgien sind selten, aber wo sie auftreten, werden sie als „unvorstellbar heftige, brennende und einseitige Gesichtsschmerzen" beschrieben. Die Schmerzattacken werden durch einen taktilen Reiz ausgelöst. Sie können auch durch eine einfache Betätigung der Kau- und mimischen Muskulatur hervorgerufen werden.

7.4 Kreuzschmerzen

Fast 5 % der Bevölkerung leiden unter Kreuzschmerzen.

7.5 Schmerzen im Stütz- und Bewegungsapparat

Es ist dies jene Schmerzgruppe, die mit zunehmendem Alter am meisten zunimmt.

Ein großes Problem bei chronischen Schmerzen im Stütz- und Bewegungsapparat ist der „Schmerzkreislauf".
Schmerzen → Bewegungseinschränkung, um Schmerzen zu vermeiden → Fehlhaltungen und Dauerverspannungen, die das Liegen oder Sitzen zur Qual machen → Lebensqualitätsverlust, Schlaflosigkeit, Isolation, Depression, Einschränkungen in den AEDL's, Freudlosigkeit → Steigerung der Schmerzen.

7.6 Nervenschmerzen

Nervenschmerzen können verschiedene Ursachen haben:
* Schädigung eines Nervs selbst, wie nach einer Verletzung. Änderungen der Außentemperatur, der Luftfeuchtigkeit können dann Schmerzen hervorrufen.
* Schädigung von Nerven als Folge einer Infektionskrankheit wie Herpes-Zoster. Die kleinste Berührung der Haut kann zu unerträglichen Schmerzen führen.
* Polyneuropathien, durch Stoffwechselerkrankungen wie Diabetes, führen oft zu erhöhter Schmerz- und Berührungsempfindlichkeit.
* Verletzungen im Bereich des Rückenmarks oder des Gehirns können sehr störende Schmerz- und Missempfindungen verursachen.

Diese Form des Schmerzes kommt zwar weniger oft vor als die oben beschriebenen, aber wo sie auftritt, zehrt sie an der Lebensenergie. Neuralgien werden als messerscharf und zermürbend beschrieben.
Viele entwickeln sich als chronische Schmerzen, die auch heute noch schwer beeinflussbar sind, wie z. B. Herpes-Zoster Neuralgien.

7.7 Visceraler Schmerz (Eingeweideschmerz)

Der viscerale Schmerz wird über seinen Entstehungsort aus Brust- und Bauchraum (Eingeweideschmerz) definiert. Eingeweideschmerzen sind oft schlecht lokalisierbar. Organschmerzen aus Brust- und Bauchraum projizieren sich oft in andere Körperregionen (referred pain – übertragener Schmerz).

 8. Schmerzgedächtnis

Die Schmerzempfindung entsteht im limbischen System. Chronische Schmerzen senden starke und länger andauernde Impulse zum Gehirn, die die Nervenzellen im Gehirn verändern: Das Gehirn nimmt dann Reize, die nichts mehr mit Schmerzen zu tun haben, weiterhin als Schmerzimpulse wahr. Es entsteht im Lauf der Zeit eine Fehlreaktion der Nerven-

zellen. Sie melden „Schmerz", obwohl kein Schaden vorliegt. Diese Fehlreaktion führt zu einer Verselbstständigung des Schmerzes. Dies ist die
Erklärung für die Phantomschmerzen.

Phantomschmerzen sind qualitativ verschiedenartig projizierte Empfin-
dungen wie Juckreiz, Schmerzen durch die der fehlende Körperteil vom
Patienten als noch vorhanden erlebt wird. Die Schmerzen entstehen im
Gehirn, nicht am „nicht mehr vorhandenen Ort des Geschehens".

Schmerz ist kein isoliertes Geschehen, sondern beeinflusst in höchstem
Maß die Lebensqualität des Betroffenen. Dies gilt vor allem für den chronischen Schmerz, der nicht heilbar, höchstens zu lindern ist.

9. Die Schmerzkrankheit

Chronische Schmerzen können ihre Ursache im körperlichen oder seelischen Bereich haben. Für den Patienten, der die Schmerzen erleidet,
spielt die Ursache kaum eine Rolle, wohl aber die Auswirkung. Sowohl
sein Verhalten als auch seine Persönlichkeit werden davon betroffen.
Das Leben verändert sich. Gefühle der Hilflosigkeit und Entmutigung,
Gedanken über die Ausweglosigkeit des Leidens sowie existenzielle
Ängste vor Verlust der Leistungsfähigkeit, Unsicherheit bezüglich Beruf
und Lebensplanung und nicht zuletzt die Angst vor Sterben und Tod
können in der Folge zu sozialen und finanziellen Problemen führen.
Diese Begleiterscheinungen führen ihrerseits zu einer Intensivierung der
Schmerzerfahrung.

9.1 Bedeutungsunterschiede

Kriterien für Schmerzbedeutung und Schmerzbehandlung

Akuter Schmerz	Chronischer Schmerz
• hat in erster Linie physiologische Bedeutung	• hat immer psychische, geistige und soziale Komponenten
• ist ein Warnsignal des Körpers	• ist eine Krankheit (Schmerzkrankheit)
• Hinweis auf Krankheit, Gewebe-schädigung	• der Schmerz selbst ist das belastende Symptom
• kausale Behandlung möglich	• kausale Behandlung nicht möglich

9.2 Unterscheidung von akutem, chronifiziertem und chronischem Schmerz

Nicht immer ist die Unterscheidung einfach zu treffen.
Die Arbeitsgemeinschaft der Schmerztherapeuten in der WHO hat 1982 eine allgemein gültige, differenzierte Übereinkunft getroffen:

- **Akuter Schmerz** dauert bis zu einer Woche. In diese Zeit fällt die Diagnostik, die Therapie setzt ein und zeigt in der Regel Erfolg.
- **Protrahierter Schmerz** dauert einige Wochen bis zu einem Monat. Hierzu sind Schmerzen zu rechnen, deren Diagnostik und/oder Behandlung längere Zeit erfordert, sowie die Folgen von Verletzungen und Operationen, die eine längere Nachbehandlung verlangen.
- Von **chronifizierten Schmerzen** sprechen wir dann, wenn die Schmerzen bis zu einem Jahr bestehen. Als Beispiele für Ursachen sind Bandscheibenoperationen und die Amputation von Gliedmaßen angeführt, die eine längere Phase der Rehabilitation erfordern können. In diese Zeit fällt die Phase der Entstehung von Medikamentenproblemen, die Enttäuschung über den ausbleibenden Behandlungserfolg, die Gefährdung des Arbeitsplatzes, die Furcht vor der Unbeeinflussbarkeit der Schmerzen, vor der Einschränkung des Bewusstseins und der Empfindungen durch die Schmerzen. Chronifizierte Schmerzen sind kein statischer Zustand, sondern ein Prozess. Im Verlauf dieses Prozesses entstehen chronische Schmerzen.
- Bestehen die Schmerzen länger als ein Jahr, ist ein **chronischer Schmerz** entstanden. Zu den primär chronischen Schmerzen zählen, u. a.: Migräne, postzosterische Neuralgie, Stumpf- und Phantomschmerz, Cluster-Kopfschmerz (serienweise auftretender Kopfschmerz). Alle bisherigen Therapieversuche sind ohne Erfolg geblieben. Zu den eigentlichen Schmerzen können weitere iatrogene Schäden hinzukommen. Die psychosozialen Auswirkungen haben den Patienten niedergedrückt. Der Schmerz ist lebensbestimmend geworden. Der chronische Schmerz ist mittlerweile eine eigenständige Pflegediagnose in dem internationalen Klassifikationssystem von Pflegediagnosen und -Interventionen geworden (Doenges, 2003).

Studie von Bergwald und Elger, Münster:
„Bei allen untersuchten Patienten gingen dem chronischen Schmerz akute Schmerzphasen voraus. Der Übergang vom akuten zum chronischen Schmerz fand fast immer in einer kritischen Lebensphase statt."

Fazit: Wo anstehende Lebensveränderungen nicht ernst genommen und Lebenskrisen nicht aktiv bearbeitet werden, entwickeln sie sich zum Einbruch von Leiden, oder zum Auslöser einer bleibenden Schmerzkrankheit – was unter Umständen verhütet werden könnte.

75 % der Patienten, die unter Krebs leiden, haben irgendwann im Verlauf der Erkrankung Schmerzen. Diese chronischen Schmerzen können in 90 % der Fälle unter Berücksichtigung einiger weniger Grundprinzipien mit einfacher medikamentöser und nichtmedikamentöser Therapie behandelt werden. Trotzdem bekommen noch immer rund 60 % der Patienten keine adäquate Schmerztherapie.

Schmerz – Was nun?

Wir sollten uns immer fragen,
ob die Symptomkontrolle den Einsatz eines Arzneimittels rechtfertigt,
oder ob es auch nicht pharmakologische Interventionen gibt,
die ebenso zum Erfolg führen könnten.
Büche, 2006

1. Dem Schmerz vorbeugen

Für jeden Patienten sollten wir uns im Team fragen:
Wie können wir dem Schmerz vorbeugen?

Tatsächlich ist es so, dass nicht jeder Patient leidet, aber jeder Patient kann durch unsere Unaufmerksamkeit zu leiden beginnen. Der Patient ist durch seine Krankheit empfindlicher geworden und verdient viel Aufmerksamkeit, man soll ihm Gehör schenken.

- Das Liegen verursacht Rückenschmerzen, Durchblutungsstörungen, Krämpfe, Hautschädigungen. Jede Art von Mobilisation verlangt außerordentliche Behutsamkeit von Seiten der Pflegenden. Der Patient soll sich in Sicherheit fühlen, indem man ihm die Vorgangsweise erklärt, und soweit es möglich ist, um seine Mithilfe bittet.
- Manche Patienten machen sich viele Sorgen um ihre Verdauung. Dies kann zu einer fixen Idee werden. Wenn man weiß, wie schnell sich ein Fäkalom bildet und wie schmerzhaft es sein kann, ist es ihnen nicht zu verübeln, wenn sie die Verstopfung fürchten.
- Inkontinente Patienten klagen über Schmerzen und Unwohlsein, wenn die Windel nass ist, oder wenn beim Wechsel Verunreinigungen hinterlassen wurden.
- Die allgemeine Zustandsverschlechterung wird von trophischen Störungen begleitet. Die trockene Haut verursacht einen unangenehmen Juckreiz, der leicht mit fettender Salbe behoben werden kann. Der Mundzustand bedarf einer täglichen pflegerischen Einschätzung. Eine einfache Trockenheit bringt Kommunikations- und Ernährungsschwierigkeiten mit sich. Heimtückisch kann sich eine Pilzerkrankung installieren. Oft ist sie bedingt durch die Medikamentengabe (Kortikoide, Antibiotika, Zytostatika, ...). Eine gute Beobachtung erlaubt ein frühzeitiges Erkennen und sofortige Maßnahmen, bevor sie Brennen und Dysphagien verursacht.

- Spritzen können von abgemagerten Patienten oder Patienten mit schlechtem Venenzugang als brutal erlebt werden. Um Schmerz zu verhindern, würde es genügen, den Arm vorzubereiten (warme Umschläge, Bad), beziehungsweise die i.m. oder s.c.-Stelle zu massieren oder ein Lokalanästhetikum aufzutragen.
- Die klinische Untersuchung ist nicht immer schmerzfrei. Denken wir daran, Hände und Geräte vorzuwärmen (Stethoskop, ...), Hilfe zu holen, um den Patienten zu lagern, mit Vorsicht einen Verband zu entfernen, und lokale Anästhetika zu benützen, bevor z. B. eine rektale Untersuchung gemacht wird?

Oft treten Schmerzen infolge einer lang anhaltenden Schonhaltung auf, die eigentlich dazu dienen sollte, einen möglichen Schmerz zu vermeiden. Aber durch diese unnatürliche Körperhaltung kommt es oft zu Spannungen und Verspannungen im ganzen Körper. Diese wiederum können zu Kopfschmerzen, Rückenschmerzen, Unwohlsein und noch anderen Schmerzen führen.

Der Patient sollte möglichst bequem im Bett oder am Lehnsessel „wohnen". Wie oft werden wir dafür die Lage ändern, ihm sanft aber gezielt Abreibungen machen oder ihn massieren müssen. Pflege hilft einen müden und angespannten Körper zu entspannen und lindert Schmerzen. Ab dem Zeitpunkt, da wir einen Patienten anrühren, können wir ihm jedoch auch wehtun. So sollten wir mit Fingerspitzengefühl, Wachsamkeit und Geduld arbeiten. Schmerzen sind so unnötig, dass man heute von Nachlässigkeit sprechen sollte, wenn sie auftreten. Der Patient muss wissen:

- dass wir aufmerksam in unserer Vorgangsweise sind. Dadurch kann er angstfrei sein.
- dass wir den Ablauf erklären werden. So kann er sich eine Vorstellung davon machen, was auf ihn zukommt, und kann bei der Pflege mithelfen, anstatt sie bloß zu ertragen.
- Eventuell sollten vor Pflegehandlungen rechtzeitig Schmerzmedikamente gegeben werden, und dann deren volle Wirkung abgewartet werden.

Eine sehr effektive präventive Handlungsstrategie ist eine gezielte Patienten- und Angehörigenanleitung, -Aufklärung, -Beratung, -Edukation und -Information. Das Ziel ist Empowerment. Besonders in der letzten Lebensphase kommt einer Aktivierung der Selbstversorgungs- und Selbststeuerungspotenziale eine zentrale Bedeutung zu (Müller-Mundt, 2005). Das Ziel ist die Unterstützung des Selbstmanagements. Nur so können Patient und Angehörige effektive Entscheidungen treffen und Probleme voraussehen. Sie können agieren, anstatt nur zu reagieren.

2. Den Schmerz identifizieren

Was können wir angesichts eines schmerzgeplagten Patienten tun?
Den Patienten anhören und ihn beachten

Mc Caffery definiert den Schmerz so: „Der Schmerz ist das, was die Person darüber sagt – und existiert jedesmal, wenn sie es sagt."
Jedes Symptom, das physisches Unbehagen bereitet, muss behandelt werden. Das Beobachten des Patienten rundet das Hinhören ab. Es wird vorrangig, wenn sich der Patient nicht mehr ausdrücken kann, oder wenn er neurologische Störungen hat (Koma, Verwirrtheit, u. ä. ...).

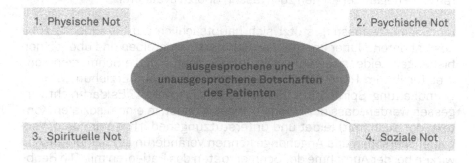

Patienten haben physische, emotionale, soziale und spirituelle Schmerzanteile und daraus ergibt sich, dass Schmerzerleichterung nur möglich ist, wenn das Phänomen ganzheitlich gesehen und jede dieser Komponenten beachtet wird.
Zeichen des „Total Pain" sind:
- auf der Ebene des affektiven Systems: Was fühlt der Patient? Reizbarkeit, Aggression, Depression, Frustration, Suizidgedanken, ...
- auf der Ebene des vegetativen Systems: Wirkung auf den Sympathicus und Parasympathicus, Algodystrophie, Bluckdrucklabilität, Herzklopfen, Schweißausbrüche, ...
- auf der Ebene des motorischen Systems: Verspannungen, Schonhaltung, Fehlhaltung, Überempfindlichkeit auf Reize
- auf der Ebene des kognitiven Systems: Der Schmerz beherrscht das Denken mit Konzentrations- und Gedächtnisstörungen, Interessensverlust, Sozialverlust, ...
- auf der Ebene des hormonellen Systems: Hormonstörungen, Störung im Ernährungsverhalten, Sexualverhalten, Immundepression, ...
- auf der Ebene des Soziallebens: Arbeits-, Rollen- und Sozialstatus-

verlust, Vermeidungsverhalten mit Isolation und Rückzug, Belastbar-
keitsverlust, ... Gleichzeitig sehr großes Bedürfnis nach Geborgenheit,
Sicherheit, Halt und Wertschätzung
- auf der Ebene der Spiritualität: Suche nach dem Sinn des Lebens im
  Alltag und als Lebensbilanz mit Gott hadern, ... Warum ich? Warum
  jetzt? ... die „Ich-Identität" wird bedroht.

3. Den Schmerz einschätzen

Pflegeziel der Schmerzeinschätzung muss sein, wie bei jeder anderen
Pflegediagnose, den konkreten Pflegebedarf und die daraus resultierenden Pflegemaßnahmen zu erfassen und zu evaluieren.

Die Schmerzerfassung stützt sich hauptsächlich auf die Einschätzung
des Patienten. Nur er kann seinen Schmerz beschreiben und über seinen
bisherigen Leidensweg berichten. Was bedeuten diese Schmerzen konkret für ihn im Rahmen seiner Biografie, Wertskala, Erziehung, Kultur,
Grundhaltung, Spiritualität und seiner Einzigartigkeit? Es darf nicht vergessen werden, dass der Mensch eingebettet ist, in einem sozialen Kontext, der auch (mit) leidet und unterstützungsbedürftig sein kann. Vertrauenspersonen und Angehörige können Veränderungen bemerken. Alle
wirken bei der Aufnahme der Schmerzdaten des Patienten mit. Die Beobachtungen und die Dokumentation des Personals sind besonders wichtig, wenn sich der Patient nicht mehr verbal ausdrücken kann.

Bereits bei der Schmerzidentifizierung müssen salutogenetische Aspekte eingebaut werden. Hier sollen Pflegepersonen u. a. an die Wahrnehmung der protektiven Faktoren, Copingressourcen, Kohärenzgefühle
des Patienten denken. Diese individuellen und einzigartigen Seins- und
Handlungskompetenzen und die Selbstbestimmung des Patienten zu
erkennen, ermöglicht es, sie zu unterstützen, einzusetzen und zu fördern (Müller-Mundt, 2005).

Die Bewertung betrifft die Schmerzintensität, Schmerznatur und Schmerzlokalisation. Zur Objektivierung der Einschätzung gibt es geeichte
Schmerzskalen.

Die Schmerzeinschätzung soll systematisch, überlegt, effektiv und gezielt
stattfinden, damit unnötige Belastungen für den Patienten vermieden werden.

Die klinische Untersuchung liefert Zusatzdaten.

3.1 Schmerzarten

Krebsunabhängiger Schmerz
Diagnostik und Behandlung je nach Schmerzursachen

Krebsabhängiger Schmerz
Nozizeptorenschmerzen: Durch die Gewebsschädigung werden die peripheren Rezeptoren andauernd gereizt und leiten diese Reize über ein definiertes afferentes (aufsteigendes) System in das ZNS weiter. Das sind jene Schmerzen, die am häufigsten vorkommen. Sie werden oft auf Dermatome übertragen.

Neuropathische Schmerzen: kommen durch eine Kompression oder Irritation peripherer Nerven (Neurom) eines Spinalganglions, des Rückenmarkes oder im Thalamus zustande. Neuropathische Schmerzen durch Infiltration von Tumorgewebe, chronisch regionales Schmerzsyndrom, Phantomschmerz, Neuralgie nach Herpes-Zoster, Polyneuropathie oder Trigeminusneuralgie sind begleitet von typischen lokalen Erscheinungen wie Gefühlsstörungen (Anästhesie, Hyperästhesie, Allodynie, Hyperpathie) oder Temperaturempfindungsstörungen.
Ein Deafferentierungsschmerz ist ein neuropathischer Schmerz, der nach partieller oder kompletter Durchtrennung des afferenten Nervensystems entsteht.

3.2 Schmerzqualität

Der Patient soll angeregt werden, über seine Schmerzen zu sprechen. Die Art und Weise, wie der Patient seine Schmerzen beschreibt, gibt wertvolle Informationen für die Diagnostik der Schmerzen. Bei der Dokumentation ist der Wortlaut genau zu übernehmen, da die Wahrnehmungen zu kompliziert sind, die Ursachen und Auslöser zu vielschichtig. Man kann auch verbale beschreibende Skalen benützen:
- Brennen, heiß-brennend, dumpf bis tief-bohrend, durchstoßend (Knochenschmerz), Juckreiz („ich könnte mir die Haut vom Leibe reißen!"). Diese Schmerzen werden oft von Dys- und Hyperästhesien und/oder Hautatrophien begleitet.
- Wie elektrische Schläge oder Nadelstiche, als quälender, pochender, krampfartiger, einschießender, scharfer, reißend, hämmernd, schneidender, stechender Schmerz (Nervenschmerz) beschrieben.
- Hartnäckig, schwer, empfindlich, ermüdend, erschöpfend, lähmend, mörderisch, beängstigend, brutal, Übelkeit erregend.
- „Der Schmerz verschlägt mir die Sprache und lässt mich tanzen". „Ich bin durch den Schmerz entstellt". „Ich hadere mit dem Schmerz und er zerreißt mich" ...

3.3 Schmerzintensität – Algesimetrie

Viele Schmerzassessmentinstrumente werden derzeit „kreiert". Man sollte
deswegen vor der Anwendung eines Instrumentes kritisch hinterfragen:
Erfüllt es die Qualitätskriterien: Validität (Gültigkeit), Reabilität (Zuverläs-
sigkeit) und Objektivität? Die unten Genannten erfüllen diese Qualitätskriterien (Müller-Mundt, 2005).

Der Patient kann die Stärke seiner Schmerzen auf Skalen eintragen: visuelle Analogskala (VAS), numerische Skalen (RS), Wortskalen (Verbale Ra-
ting Skala VRS). Dies setzt aber voraus, dass das Pflegepersonal über das
notwendige Fachwissen und die Praxis verfügt, um den Patienten in der
Handhabung schulen zu können. Ob der Patient die Skalen lieber vertikal
(aufgestellt) oder horizontal (aufgelegt) benützt, soll ihm überlassen werden. Die erhaltenen Werte sind nur „Anhaltspunkte" und dürfen nicht allein
z. B. über eine Entlassungsfähigkeit bestimmen („nach 3 Tagen unter 3
wird der Patient entlassen"). Sie ermöglichen und erhöhen aber die Selbst-
kompetenzen des Patienten: Er kann Warnsignale für Schmerzdurchbrüche erkennen. Sie liefern eine Unterstützung beim Umgang mit Boli
(Reservemedikation), ... Er kann erzählen, wie die Schmerzen bisher verlaufen sind.

Strohbücker macht 2005 darauf aufmerksam, dass die VAS eine höhere
Fehlerquote aufweist als VRS oder NRS. VAS und NRS scheinen schwieriger in der Handhabung für Patienten mit visuellen kognitiven oder motorischen Einschränkungen (Knipping, 2006).

3.4 Schmerzlokalisation

Der Patient kann die Lokalisation auf ein Körperschema zeichnen, oder
an sich selber zeigen. Er kann die Ausstrahlungen andeuten.

3.5 Schmerzfrequenz und Schmerzdauer

In ein Verlaufsblatt kann der Patient die Schmerzen eintragen:
*   **Wann** treten die Schmerzen auf: Uhrzeit, Frequenz
*   **Wie** lange dauern sie

3.6 Schmerzattacken, Schmerzdurchbruch

„Breakthrough Pain, Episodic Pain" Diese Schmerzattacken, die bei neuropathischen Schmerzen z. B. nur Sekunden dauern, können aber äußerst
schmerzhaft und zermürbend sein. Sie müssen genau so wie die chronischen Schmerzen eingeschätzt werden. Sie sind manchmal schwieriger
zu behandeln, da sie plötzlich, sehr intensiv, extrem kurz und rasch auf-

treten. Sie können bestimmte Bewegungen unmöglich machen, was den Alltag massiv beeinträchtigen kann. Eine Schmerzattacke kann ein Gefühl der Fremdheit, der Wehrlosigkeit und sogar der Demütigung hervorrufen. Da der Patient sich nicht mitteilen kann, weil er es sich selbst nicht erklären kann, fühlt er sich hilflos. Den Eindruck kann hier entstehen, dass er in den Augen der Welt seine Individualität verliert. Durch die Tatsache, dass der Patient oft nicht einmal dem empfundenen Schmerz einen adäquaten Ausdruck geben kann, fühlt er in sich eine Leere und kann depressiv werden und einen Selbstvertrauensverlust erleiden: „Ich bin beim vollen Bewusstsein und kann mich trotzdem nicht artikulieren. Niemand versteht mich. Was bin ich wert? ... "

3.7 Schmerzauswirkung

- Auswirkungen auf das tägliche Leben (Tätigkeiten, Kontaktfreudigkeit, Schlaf, ...)
- Was lindert den Schmerz (Wärme, Kälte, Medikamente, Massage, Besuch, ...)?
- Was verstärkt den Schmerz (anstrengende Arbeit, körperliche Aktivität, Gehen, Sitzen, Stehen, Liegen, Feuchtigkeit, psychische Belastungen wie Angst, depressive Verstimmung, Konflikte, Alleinsein, ...)?

3.8 Schmerztagebuch

Sinn des Schmerztagebuches ist es, einen Überblick über den Verlauf zu bekommen: Wie hat sich der Patient gefühlt? Wie waren die Schmerzen? Gab es Probleme mit Essen, Ausscheidungen, ... Welche Faktoren beeinflussen den Schmerz? ... Der Patient ist nicht nur Partner, sondern auch aktiver Experte seiner Schmerzen. Der Satz „mich hat der Schmerz" kann somit umgewandelt werden in „ich setze mich aktiv mit meinem Schmerz auseinander". Der Patient braucht nicht mehr Angst vor dem Schmerz zu haben (Algophobie).

Alle Daten können vom Patienten in ein Schmerztagebuch eingetragen werden. Der Patient soll, solange er in der Lage ist, dieses Tagebuch selbst führen.

3.9 Fremdbeurteilung

Kann oder will der Patient uns nicht über seine Schmerzen informieren, müssen wir genau beobachten und dokumentieren:
Schmerzzeichen können sein:
- Tachykardie, Tachypnoe
- Blutdrucksteigerung, Hypertonie (wie ist sein normaler Blutdruck?)
- Schwitzen
- Pupillendilatation, Mimik

- Angst, Stöhnen, Schreien
- Schonhaltung, Fötusstellung,
- Unruhe, Agitiertheit, genauso Lethargie, abnorme Unruhe (besonders häufig bei Kindern)

Im Zweifelsfall immer probatorische Schmerztherapie zum Einsatz bringen.

3.10 Wann findet eine Schmerzerfassung statt?

Ersterfassung
Zu Beginn der Behandlung parallel zur Gesamtanamnese des Patienten. Es sollte aber nicht vergessen werden, dass in Studien nachgewiesen wurde, dass Patienten erstens oft im Erstgespräch nicht über ihre Schmerzen sprechen. Zweitens, dass Patienten häufig nicht über ihre Schmerzen reden wollen (Strohbücker, 2005).

In regelmäßigen Abständen
Sehr kurze Intervalle während der Titrierungsphase und in der Terminalphase
Stimmt die Schmerztherapie, so wie sie jetzt läuft?
- Evaluation einer Boluswirkung

Jedes Mal, wenn der Patient über Schmerzen klagt
- Was hat sich geändert? die Frequenz, die Qualität, die Intensität, die Lokalisation
- Ist etwas Neues dazu gekommen?

Nach Therapieänderung
- Neue medikamentöse Therapie
- Nach palliativ-chirurgischem Eingriff wie z. B. Stabilisierung einer Spontanfraktur oder Anästhesie
- Nach palliativer Strahlentherapie zur Ödemreduzierung, zur Schmerzlinderung, zum Einschmelzen von Tumorgewebe
- Nach Chemotherapie
- Vor und nach einer neuen pflegerischen Maßnahme
- Nach Auftreten von Nebenwirkungen.

Hier könnte die Schmerzreduktionsskala (Pain Relief Index PRI) nach der Schmerzreduktion (0 = keine Schmerzreduktion bis 10 = vollständige Schmerzfreiheit) zur Anwendung kommen.

Nach einem akuten Geschehen
- Infektion
- Nierenfunktionsverschlechterung, um mögliche Kumulation von Medikamenten im Serum zu verhindern

Als Schmerzverlaufsdokumentation,
die durch den Patienten selbst geführt wird und gemeinsam mit ihm (und seinen Angehörigen) so oft wie nötig, so selten wie möglich evaluiert werden soll.

In der Sterbephase
Hier können schnelle Änderungen stattfinden.

3.11 Zusatzdaten

- Wie und welche Medikamente nimmt der Patient?
- Gibt es Co-Morbiditätsprobleme, die erschwerende Faktoren sind? (Demenz, Stoffwechselerkrankung, ...)
- Was wurde schon alles probiert? Akupunktur, Homöopathie, Entspannungstechniken, Psychotherapie, ... Nicht bewerten, offen sein, sonst erzählt der Patient nicht alles.
- Gibt es Alkohol-, Drogen-, Medikamentenprobleme?
- Gibt es eine psychiatrische Vergangenheit?
- Wie ist das soziale Umfeld; gibt es ein soziales Netzwerk?
- Gibt es finanzielle Probleme, Arbeitsunfähigkeit?
- Was sind die Ressourcen des Patienten?
- Aus welchem Kulturkreis kommt der Patient? Welche Religion, welche Werte hat er?

Trotz aller Notwendigkeit einer gründlichen Schmerzanamnese muss sie, um ethisch vertretbar zu bleiben, an den Zustand und die Ressourcen des Patienten angepasst sein und nicht umgekehrt. Als wertschätzender und respektvoller Grundsatz soll immer gelten, dass jede Datenerhebung zu therapeutischen und patientenbezogenen Folgen führen muss.

4. Schmerzschwelle und Schmerztoleranz

Die **Schmerzschwelle** ist eine physiologische Komponente. Sie ist bei allen Menschen nahezu gleich und umschreibt die Intensität eines Reizes, die nötig ist, um bei einem Menschen Schmerz zu erzeugen.
Die **Schmerztoleranz** ist eine psychologische Komponente. Darunter wird die Dauer und Intensität des empfundenen Schmerzes verstanden, welche eine Person erleiden kann oder will, bevor sie etwas dagegen unternimmt. Die Toleranzgrenze ist individuell verschieden. Ihr soll mit Respekt und Achtsamkeit begegnet werden und sie ist von einer Vielzahl von Faktoren abhängig:

Schmerz → Angst → Einsamkeit → Hoffnungslosigkeit → Depression → Schmerz

Die Toleranzgrenze wird

abgesenkt durch	erhöht durch
Sich-nicht-wohl-Fühlen	Symptomkontrolle
Schlaflosigkeit	Schlaf
Müdigkeit	Essen
Angst	freundliche Umgebung, Vertrauen
Trauer, Zorn, Stress	Freunde, Familie
Verdruss, Hilflosigkeit, Passivität	Tätigkeiten, Abwechslung
Depression, Aggression	Anxiolytika, Hoffnung
Einsamkeit, Introversion	Antidepressiva, Verständnis
Verlassensein, Ablehnung	Aufnahme, Zuwendung, Zeit
Verspannung, Sorgen	Entspannung

Große Beeinflussung der Toleranzgrenze durch soziale Faktoren; daher werden der Patient und seine Angehörigen als gemeinsame Adressaten der Fürsorge durch das interdisziplinäre Team betrachtet.
Die biologische Komponente der Toleranzgrenze könnte mit einer Veränderung der Opioidrezeptoren oder des Opioidmetabolismus zu tun haben.

 ## 5. Die Ursachen suchen

Der Schmerz kann mit der Krankheitsursache, mit den Therapiefolgen oder mit weitgehend unabhängigem Geschehen zusammenhängen. Alle Betreuenden (d. h. von der Putzfrau bis zum Pflegepersonal, inklusive Angehörige und Freunde) wirken bei der Aufnahme der Schmerzdaten des Patienten mit. Der Patient selbst soll motiviert werden, sich mitzuteilen und aktiv mitzuarbeiten (Selbstwahrnehmung). Die Ätiologieerhebung verlangt eine genaue klinische Erfassung und manchmal Zusatzuntersuchungen. Bevor man eine Zusatzuntersuchung verordnet, sollte man – besonders wenn diese mit einem mühsamen Transport eines schmerzgeplagten und müden Patienten verbunden ist – genau die Vor- und Nachteile, die zu erwarten sind, abwägen und sich nur auf jene Untersuchungen beschränken, die die beste Auswirkung auf die Therapie mit sich bringen. Der Patient soll so weit wie möglich Linderung empfinden, auch wenn die Ursachen seiner Schmerzen noch nicht genau geklärt sind oder unbekannt bleiben.

6. Patienteninformation

Der Patient braucht Auskunft über Schmerzursache, Therapiemöglich-
keiten, die Zeit, die notwendig ist, um Linderung zu erzielen, und Infor-
mation über die fortlaufende Neueinschätzung, um die Medikamenten-
dosierung optimal zu adaptieren:
- Welche Ursachen werden vermutet?
- Können die Beschwerden ätiologisch oder nur symptomatisch behan-
  delt werden?
- Welche Therapiemöglichkeiten gibt es und wie sehen sie konkret aus?
- Welche Pflegemaßnahmen werden getroffen?
- Welche Medikamente werden wofür eingesetzt? Welche Nebenwir-
  kungen haben sie?
  (Sinn von Kombinationen erklären).
- Wo stehe ich als Patient? Was sind meine Ressourcen, Chancen und
  Möglichkeiten, Wünsche?

Der Patient braucht eine wahrhaftige, ausgewogene und vollständige Information, die nicht zwischen Tür und Angel stattfinden kann.
Auch ein bewusstloser Patient soll jeden Handgriff kommentiert bekommen. Nur so können Angst- und Panikattacken vermieden werden. Be-
wusstlos heißt nicht emotionslos, gefühllos.
Nur so kann der Patient „aktiv mitarbeiten". Eine fortlaufende Einschätzung der Situation ermöglicht eine adäquate, d. h. effiziente, flexible und
für den Patienten so wenig wie möglich belastende Therapie.

Schmerzmanagement

Ziel der Schmerztherapie ist es, den Kreislauf zwischen Schmerzimpuls und Schmerzantwort zu unterbinden, um eine „Schmerzspirale" zu vermeiden oder zu durchbrechen. Nur so gewinnt das Leben wieder an Qualität.

 Instrumentarium der palliativen Therapie

Die palliative Therapie bedeutet definitionsgemäß lindernde Maßnahmen zur Beseitigung bestimmter Symptome und dient nicht der Heilung der Grundkrankheit.

Die Palliativmedizin und die Palliativpflege schließen prinzipiell keine therapeutischen Ansatzpunkte aus. Voraussetzung für die Anwendung ist aber, dass die Vorteile/Nutzen größer sind als die potenziellen Nachteile/Risiken: Nutzen-Risiko-Analyse für diesen Patienten in dieser Situation und in diesem Kontext.

Die Therapieansätze müssen begründbar und sinnvoll sein. Sie sollen vom gesamten Team getragen werden. Es sind immer Einzelfallentscheidungen auf der Basis von Kompromissen zwischen Machbarkeit, Vorstellungen und Wünschen des Teams und den Vorstellungen und Wünschen des Patienten.

Ein Erfolg der Schmerztherapie wird sehr oft von den Selbstmanagementkompetenzen des Patienten und seinem sozialen Umfeld abhängig sein. Wirksames Selbstmanagement beinhaltet für Müller-Mundt (2005) „die Fähigkeit den eigenen Zustand zu überwachen" und „die notwendigen kognitiven, verhaltensbezogenen und emotionalen Reaktionen" für die Aufrechterhaltung der Lebensqualität im Alltag zu erbringen. Dies können die Pflegepersonen gezielt durch Patientenedukation, – Information, -Beratung und –Anleitung und durch Elemente des Case Managements positiv unterstützen. So bieten Pflegepersonen einen grundlegenden Rückhalt und so wirken sie als professionelle Ansprechpartner (DNPQ, 2005).

Haftungsausschluss: Der Benützer ist verpflichtet, die in diesem Buch gemachten Angaben zu überprüfen und die Verordnung in eigener Verantwortung vorzunehmen.

1. Medizinische Behandlungsmaßnahmen

1.1 Pharmakologische Methode

Analgetika, örtliche Betäubung, Nervenblockaden, Psychopharmaka[1]

1.2 Palliative Chemotherapie

Eine palliative Chemotherapie hat je nach Tumortyp, Tumorlokalisation oder Tumorstadium verschiedene Ziele. Eine Verbesserung der Lebensqualität ist oft nur möglich, wenn es gelingt, den Tumor zu verkleinern oder das Tumorwachstum zu verhindern.

Ziel einer palliativen Chemotherapie ist es:

- Tumorbedingte Symptome zu lindern
- Tumorbedingte Komplikationen zu verhindern, wie z. B.:
  - Wachstum eines Bronchialkarzinoms oder Lymphoms in die Vena Cava Superior
  - Querschnittlähmung bei prä- oder paravertebral lokalisierten Tumoren

    Wenn die Entscheidung für eine palliative Chemotherapie fällt, gibt es noch weitere Entscheidungen zu treffen wie:
  - Systemische oder regional begrenzte Chemotherapie, wie intraperitoneale Chemotherapie bei malignem Aszites, Chemotherapie bei malignem Pleuraerguss
  - Welche Toxizität verträgt der Patient. Wie ist sein Allgemeinzustand, seine Lebenserwartung, seine jetzige und voraussichtliche Lebensqualität. Diese Überlegungen spielen eine Rolle bei der Entscheidung über Einzel- und Gesamtdosis, Intervall, ...
  - Wie lang muss die Chemotherapie fortgesetzt werden nach Verschwinden der Beschwerden (sobald die Beschwerden unter Kontrolle sind, oder wenn das maximale Tumoransprechen erreicht ist, oder solange die therapiebedingten Belastungen vertretbar sind?).
  - Es kommt sehr wahrscheinlich zu einem Kompromiss.

---

[1] Siehe Kapitel Pharmakologische Methode.

1.3 Palliative Hormontherapie

1.3.1 Mammakarzinom

Als Schmerztherapie bei ossären Metastasen bei rezeptorenpositiven Patienten.

1.3.2 Eine Glukokortikoid-Therapie

kann unabhängig von der Tumorart einige Symptome lindern wie:
- Nausea und Übelkeit
- Schmerzen
- Appetitlosigkeit
- Atemnot
- Hyperkalzämie

Nicht zu vergessen ist, dass eine Erfolgsbeurteilung oft erst nach sechs bis zehn Wochen möglich bzw. sinnvoll ist.
Die Nebenwirkungen entsprechen der physiologischen Wirkung des Hormons d.h. der Hemmung des Gegenspielers.

1.4 Nichtmedikamentöse medizinische Behandlungsmaßnahmen

1.4.1 Nutzen-Risiko-Analyse

Eine nichtmedikamentöse medizinische palliative Therapie kann sinnvoll und sogar die Methode der Wahl sein, wenn sie im Rahmen einer übergeordneten Gesamttherapie hilft, quälende Symptome zu beseitigen. Es ist wie immer in der palliativen Therapie eine Einzelentscheidung die alle Für und Wider abwägen muss:
- Was sind die Vorteile dieser Methode im Vergleich zu anderen?
- Welche Nebenwirkungen, Komplikationen kann diese Methode haben?
- Wie belastend ist sie? Darunter fallen die psychischen, physischen, finanziellen, sozialen und Zeitaufwandbelastungen.
- Welche Vortherapien hat der Patient schon gehabt?
- Was ist das konkrete Ziel, die konkrete Erwartung des Behandlungsteams? Sind sie im Einklang mit den Zielen und Erwartungen des Patienten?
- Ist der Patient bereit bzw. überhaupt in der Lage, sich einer solchen Therapie zu unterziehen? Was bedeutet dies für ihn?
- Welche diagnostischen Maßnahmen müssen getroffen werden, bevor diese Methode angewendet werden kann? Und wie belastend sind sie? ...

Eine palliative Methode soll möglichst arm an Nebenwirkungen und Komplikationen sein. Die Nebenwirkungen oder Komplikationen einer Behandlung müssen durch den zu erwartenden Gewinn zu rechtfertigen sein.

Es gibt eine Toxizitätsbewertungsskala der WHO, die als grobe Entscheidungshilfe herangezogen werden kann: TWIST-Analyse (time without symptoms and toxicity).

1.4.2 Palliative Lasertherapie

Laser ist eigentlich ein Kunstwort, das sich aus den Anfangsbuchstaben von „light amplification by stimulated emission of radiation" zusammensetzt.

Wie das Wort Laser andeutet, handelt es sich um eine Verstärkung von Lichtstrahlen durch erzwungene Strahlungsemission. Die tumorzerstörende Wirkung des Lasers entsteht durch thermische Effekte.

Die Anwendung von Laser unterliegt gesetzlichen Vorschriften (ähnlich wie das Röntgen) wegen Verletzungsgefährdung des Personals (z. B. Retina).

Ziel der Lasertherapie ist:

- Die Wiederherstellung der Passage bei Stenosen im Verdauungstrakt
  - Ösophagus
  - Kardia
  - Magen
  - Dickdarm
- Die Wiederherstellung der Passage im Tracheobronchialsystem
- Zur Blutstillung

Mögliche Komplikationen der Lasertherapie sind Perforation und Nachblutung.

1.4.3 Palliative Chirurgie

Die palliative Chirurgie kann nichts an der Irreversibilität des chronifizierten Schmerzes ändern. Sie verfolgt andere Ziele.

Eine palliative Chirurgie ist sehr oft eine Metastasenchirurgie.

- **Mammakarzinom**

Beim lokal fortgeschrittenen nicht mehr kurativ entfernbaren Mammakarzinom entstehen häufig infizierte, übelriechende, exulzerierende und manchmal blutende Tumore, die nicht immer physisch schmerzhaft sind, aber psychisch sehr belastend sind. Eine palliative Chirurgie kann den Tumor ausschneiden und den dabei entstehenden ausgedehnten Gewebsdefekt zum Teil oder komplett decken. Verschiedene Techniken stehen zur Verfügung.

- **Knochenmetastasen**

Die Zielsetzung kann sein:
- – Schmerzlinderung
- – Erhaltung oder Wiedergewinnung der Bewegungs- und Belastungs-
  fähigkeit
- – Präventiv: die Verhinderung von Komplikationen wie Spontanfrak-
  turen, Nerven- oder Rückenmarkskompression
- – Kurativ: Stabilisierung von Komplikationen

- **HNO – Bereich**

Kann eine Linderung bringen bei Schluckstörung, bei gutem Karnofsky-
Index[2] und guter Lebenserwartung

- **Decubitus**

Linderung der Schmerzen und Infektionsgefahr

- **Endoskopische Therapien**

Wie Drainage von Abflussstau mit oder ohne Stent-Implantation

- **Neurochirurgie**

Bei anders nicht einstellbaren Schmerzen kann möglicherweise eine
Chordotomie eine Linderung bringen. Das ist eine Durchtrennung der entsprechenden Schmerzbahnen im Rückenmark.

1.4.4 Die Neuraltherapie

Die Neuraltherapie nach Huneke beeinflusst das neurovegetative System. Für Huneke beruhen chronische Erkrankungen auf einem Störfeld
im Organismus. Bei der Segmenttherapie wird ein Lokalanästhetikum
gezielt in den Bereich der Erkrankung gespritzt. Bei Sekundärphänomen-
therapie wird das Störfeld (das weit entfernt von den Schmerzen sein
kann) unterspritzt, zum Beispiel eine alte Narbe.

1.4.5 Palliative Strahlentherapie
- **Machbarkeitsstudie**

Ehe dem Patienten die Möglichkeit einer Strahlentherapie angeboten wird,
muss die Machbarkeit geklärt werden:
- – Was ist das Behandlungsziel?
- – Sind die Symptome wirklich durch beeinflussbare Metastasen verursacht?

---

[2] Skala zur Beurteilung des Allgemeinzustandes.

- Wo wohnt der Patient und wie weit hat er zum Therapieort?
- Ist der Patient transportfähig?
- Wie viele Metastasen hat er? In welchen Bereichen sind sie?
- Wie ist der Allgemeinzustand des Patienten: Anämie, Hyperkalzämie, Ernährungszustand, Karnofsky-Index, Nierenfunktion?
- Kann der Patient die notwendige Körperstellung einnehmen?
- Welche therapiebedingten Nebenwirkungen sind zu erwarten: Enteritis, Übelkeit, Pneumonie, Hautprobleme, Durchfall, Zystitis bzw. Pollakisurie oder Dysurie?

- **Indikation**

Man soll frühzeitig an die Möglichkeit der palliativen Strahlentherapie denken, solange der Patient in einem relativ guten Allgemeinzustand ist. Zusätzlich darf man nicht vergessen, dass die positiven Auswirkungen der Bestrahlung erst mit Verzögerung einsetzen.
Die Indikationen für eine palliative Strahlentherapie sind:
- Schmerzlinderung
- Stabilisierung einer Spontanfraktur
- Reduktion von Tumorödem, Hirndruck
- Raumforderung mit Querschnittgefahr, Kompressionsgefahr,
- Obstruktionsgefahr der Vena Cava Superior: spätestens nach einer Woche muss eine deutliche Besserung der Beschwerden vorhanden sein, was in 90 % der Fälle eintritt. Ist die klinische Symptomatik nach einer Woche nicht deutlich besser, dann soll noch einmal eine Differenzialdiagnostik stattfinden, z. B. ob vielleicht eine Thrombose in der Vena Cava Superior übersehen worden ist?
- Bei Lebermetastasen ist das Ziel eine Verringerung der Organvergrößerung und Kapselspannung. Gleichzeitig sollten ein Rückgang des Ikterus und eine Senkung der Bilirubinwerte feststellbar sein. Die Patienten fühlen sich insgesamt wohler und können besser essen.
- Bei Lungenmetastasen ist die Strahlentherapie die letzte Wahl bei sonst therapieresistentem quälenden Reizhusten und diffusen Schmerzen.
- Beckenschmerzen, die oft quälend sind, werden häufig durch Knochenmetastasen im Becken verursacht, die in den Plexus Lumbosacralis einwachsen. Die positive Beeinflussung durch Strahlentherapie ist nur möglich, wenn gezielt bestrahlt werden kann.
- Wenn die Entscheidung für eine palliative Strahlentherapie spricht, gibt es noch weitere Entscheidungen zu treffen, siehe palliative Chemotherapie.

1.4.6 Akupunktur

Die Akupunktur hat verschiedene Wirkungsmechanismen, die ihren bewährten Einsatz in der Schmerzbehandlung und Symptomkontrolle erklären:

• Ausschüttung von Endorphinen und Neurotransmittern
• Anhebung der Schmerzschwelle (Gate-Control-Theorie)
• Sedierung
• Immunstimulation
• Besserung motorischer Bewegungsstörungen

Die Akupunktur setzt verschiedene Akupunkturpunkte ein, je nach Schmerz, Lokalisation (Meridian), Intensität, betroffenem Organ, usf.

1.4.7 Homöopathie

Die Homöopathie arbeitet nach der Lehre von Hahnemann. Kleine Dosen bestimmter Substanzen werden gezielt eingesetzt, um den Organismus zu stimulieren. Dadurch kann der Körper aus eigener Kraft Krankheiten „behandeln". Die klassische Homöopathie „Personotropen Medizin" erfordert ein intensives, zeitaufwendiges Eingehen auf den Patienten in seiner Ganzheitlichkeit als Einheit. Sie setzt maximal ein oder zwei Mittel ein, die nach der Ähnlichkeitsregel ausgesucht werden. Die neuere Homöopathie richtet sich oft nicht mehr nach der Einzigartigkeit des Patienten aus, sondern nach Symptomen und Diagnose. In einem Komplexmittel sind oft verschiedene Einzelmittel zusammengefasst.

 ## 2. Physikalische Methoden

2.1 Wärme- und Kälteanwendungen

Grundsätzlich werden *akute* Schmerzen mit *Kälte* und elektrophysikalischen Maßnahmen behandelt. *Chronische* Schmerzen, sofern die Muskulatur beteiligt ist, werden mit *Wärme*, Massage, Gymnastik behandelt. Wärmeanwendungen sind z. B. Ölbäder, Wickel, Packungen, Umschläge, therapeutisches Berühren.

Das Prinzip der Kryotherapie beruht auf der lokalen Zerstörung von Gewebe durch Gefrieren. Die Kryotherapie kann die Abwehrlage des Körpers verbessern. Die möglichen Komplikationen der Kryotherapie sind die Perforation, die Nachblutung, die Narbenstenose und die Fistelbildung. Einsatzbereiche der Kryotherapie sind:

* Mastdarmkrebs
Ziel der Kryotherapie bei Mastdarmkrebs ist die Beseitigung von Tumor-symptomen wie Blutungen, Schmerzen, Darmverschluss, übel riechenden Tumoren und die Vermeidung eines künstlichen Darmausganges.

* HNO-Bereich
Im HNO-Bereich ist das palliative Ziel der Kryotherapie die Verhinderung von Atem- und Schluckbeschwerden, sowie die Geruchsminderung, die Schmerzlinderung und die Kontrolle diffuser Blutungen.

* Dermatologie
In der Dermatologie wird die Kältebehandlung lokal bei malignen Hauttu-moren verwendet.

Die Thermotherapie schaltet die schmerzenden Nervenfasern durch den Hitzereiz aus. Die Schmerzweiterleitung ist damit unterbrochen. Einsatz-bereich der Thermotherapie ist z. B. die Therapie chronischer Schmerzen des Bewegungsapparates.

2.2 Aktive und passive Bewegungstherapie

Wie Dehnungstechniken, Mobilisation oder, im Gegenteil, Ruhigstellung, Traktion, isometrische Übungen, schmerzreduzierende Lagerungen, alle Massagearten, Unterwassertherapie in der Badewanne, ... durch gut ge-schulte Ergo-, Physio- und/oder Atemtherapeuten besitzen eine sehr große schmerzlindernde Wirkung (Stantejsky, 2008).

2.3 Atemtherapie

Um die vorhandene Vitalkapazität auszuschöpfen, um bewusst zu atmen und die verbliebene Kraft ökonomisch einzusetzen.

2.4 Elektrostimulationsverfahren

TENS, Galvanisation und Iontophorese beeinflussen die Schmerzrezep-toren. Ultraschall vermindert die Schmerzleitung. Dabei darf man nie ver-gessen, vorher zu fragen, ob der Patient Schrittmacher-, Prothesen- oder Splitterträger ist!

* Transcutane elektrische Nervenstimulation – TENS:
Die transcutane Nervenstimulation führt zur Auslösung nervöser Reakti-onen. Hauptziele der Therapie sind Schmerzlinderung, Durchblutungs-verbesserung, Muskelentspannung, sowie die reflektorische Einwirkung auf das viscerale Organsystem und die Hormondrüsen. TENS ist ein Ver-

fahren, das wenig Einsatz hat bei tumorbedingten Schmerzen. Ein Versuch mit TENS bei:
- Therapiebedingten Schmerzen wie Phantom- und Stumpfschmerzen
- Chronischen nicht-tumorbedingten Schmerzen wie Rückenschmerzen, Spannungskopfschmerzen, Schonhaltungsverspannungen oder umschriebenen Muskelschmerzen kann Linderung bringen.

- Hirnstimulation: DBS
Ein Versuch mit DBS (= deep brain stimulation) bei:
- Gesichtsschmerzen
- Deafferentierungsschmerzen
kann Linderung bringen.

2.5 Orthetische Versorgung

Orthesen sind Hilfsmittel, die nicht Gliedmaße ersetzen sollen, sondern deren krankheitsbedingten Funktionsverlust zu verbessern versuchen. Die Aufgabe ist zumeist bei Tumorpatienten Schmerzlinderung durch Stabilisierung, Immobilisation und Entlastung. Orthesen, besonders Rumpforthesen, werden oft von Patienten selbst als zu groß, bedrückend und zu schwer erlebt.

Man soll nicht vergessen, dass eine individuelle Anfertigung von kompletten oder partiellen Wirbelsäulenorthesen nur nach Gipsabdruck erfolgen kann. Dies bedeutet, dass der Patient in der Lage sein muss, mindestens 20 Minuten zu stehen.

Neben den Orthesen gibt es verschiedene Alltagshilfen, die das tägliche Leben von Orthesenträgern erleichtern können, wie „helfende Hand", verlängerte Schuhlöffel, Toilettensitzerhöhung, ... Die Ergotherapeuten können in Zusammenarbeit mit dem Patienten – besonders in der Hausbetreuung – vieles zur Erleichterung beitragen (Stantejsky, 2008).

 # 3. Psychoonkologie

Die Psychoonkologie beschäftigt sich mit allen Faktoren, die bei der Entstehung und dem Verlauf von Krebserkrankungen wirksam sind. Sie probiert unter Inanspruchnahme aller vorhandenen Ressourcen den Krankheitsablauf positiver zu gestalten. Sie wirkt unterstützend und begleitend. An Krebs, ALS, Aids, ... zu erkranken bedeutet für den Betroffenen und seine Umgebung immer eine massive Belastung, die in eine Krise ausarten kann.

Nur ein Patient der sorgfältig, verständlich, klar, ausgewogen mit Empathie und Echtheit informiert und begleitet wird, ist in der Lage, Therapiewünsche und Therapieziele auszudrücken und Therapieentscheidungen aktiv mit zu tragen. Die Angehörigen, Vertrauenspersonen, sollten – wenn immer möglich – nur mit ausdrücklichem Einverständnis des Patienten in die Gespräche einbezogen werden.

Die psychoonkologische Hilfe teilt sich in verschiedene Aufgabenbereiche:

- **Psychometrie** um eine Differenzialdiagnose erstellen zu können zwischen Angst, Depression, Ursache einer Verwirrtheit, ... und zur Messung der Lebensqualität: Was ist Lebensqualität für diesen Patienten im Hier und Jetzt?

- **Engmaschige Gesprächsführung**, bestehend aus aktivem Zuhören, Offenheit für anders Denkende, Aufforderung, Gefühle wahrzunehmen und sich trauen, sie auszudrücken; Auseinandersetzung mit der Krankheit; Anbieten von Bewältigungsstrategien: Attributionsstil, Abwehrmechanismen, Coping, ...; auf Wunsch des Patienten familientherapeutische Gespräche, um anstehende Konflikte, Ängste, Sorgen anzusprechen und gemeinsam an einer Lösung zu arbeiten.

- **Engmaschige Betreuung**, um den Einfluss der psychosozialen Belastungen abschätzen zu können: Wie geht der Patient mit der Situation um? Erhält er Unterstützung von seinen Angehörigen? Hat er ein soziales Netzwerk? Wie reagiert er auf die Belastungen? Wie hat er in der Vergangenheit reagiert? Kann er seine Gefühle wahrnehmen, ausdrücken? Was ist sein Körperbild? Dies zu wissen, ermöglicht eine Einschätzung des (Un)Wohlbefindens des Patienten und ermöglicht eine adäquate Informationsweitergabe. Man soll immer daran denken, dass ein Patient, der im Alltag kaum auffällt, der im Umgang als sehr angenehm und problemlos eingestuft wird, der kaum Fragen stellt, oft vergessen wird. Deswegen sollen wir ihm besondere Aufmerksamkeit schenken, immer wieder Zeit nehmen, um einfach da zu sein. Der Patient spürt sehr genau, ob wir wirklich Zeit für ihn haben oder nicht, ob er Fragen stellen, Zweifel äußern kann. Hören wir aktiv zu und lassen wir ihm Zeit sein Bild der Erkrankung und der Therapie in seiner Sprache uns mitzuteilen. Selten erwarten Patienten, dass jedes Leiden beseitigt wird. Sie erwarten jedoch Interesse, Empathie und Erklärungen für das, was sie bewegt. Und Patienten fürchten alles Unbekannte, Unverständliche mehr als das, was sie bereits erlebt haben.

- **Psychotherapie:** Je nach Schule des Psychotherapeuten kann er die eine oder andere Methode anbieten, um Ängste abzubauen, Entspannungstechniken zu vermitteln, Schmerzwahrnehmung zu ändern, bei Sinnfindung behilflich zu sein, usw ... Die Psychotherapie kann eine Einzel-, Familien- oder Gruppentherapie sein.

- **Trauerbegleitung:** Eine Differenzialdiagnose zwischen Trauer (Blick ist häufig auf die unbekannte Zukunft gerichtet, ist wellenartig und der Trauende kann sich noch an Kleinigkeiten freuen) und Depression

(Blick führt eher zurück. Es ist eine konstante Stimmung) ist unbedingt notwendig. Da die Depression unbedingt einer professionellen Unterstützung bedarf. Weiterführende Literatur zum Thema Trauer findet sich u. a. bei Verena Kast, Doris Tropper, Monika Specht-Tomann.

Folgende Methoden werden oft verwendet:
- Als Entspannungstechniken: autogenes Training, Biofeedback, Meditation, progressive Muskelrelaxation nach Jacobson
- Zur Schmerzbekämpfung die Hypnotherapie
- Die klientzentrierte Therapie nach Carl Rogers: „Ein Klima der Unterstützung schaffen, in dem die Klienten sich selbst ehrlich betrachten und beginnen können, sich zu entdecken und sich, so wie sie sind, anzunehmen".
- Die Verhaltenstherapie will „spezifische problemverursachende Verhaltensweisen des Klienten identifizieren und sie durch angemessenere ersetzen".
- Zur Sinnfindung die Logotherapie nach Frankl: „eine sinnzentrierte Psychotherapie". Ihr Konzept beruht auf der Annahme, dass der Mensch auch ein geistiges Wesen ist und als ein solches zutiefst danach strebt, sein Leben in einem Zusammenhang zu verstehen.
- Verbesserung des Wohlbefindens durch Visualisierung nach Simonton, positives Denken
- Es gibt aber sinnvolle Kombinationen, wie Akupunktur, Entspannung, Heilbäder und Logotherapie.

Es gilt das zu finden, was in der Situation hilfreich ist, und dies nicht erst bei Krankheit und Schmerz, sondern schon prophylaktisch. Die Sorge für sich selbst ist für uns alle – noch mehr aber für Schmerzpatienten – eine Entscheidung, die heute und nicht erst morgen getroffen werden muss.

Pflegepersonen haben eine wunderbare „Schmerzlinderungsmacht", vor allem dann, wenn sie den Sinn für die Kostbarkeit des Lebens erlangen, mit allen Konsequenzen, die aus dieser Haltung entstehen. Das heißt, bewusst den schwierigen, unbequemeren Weg zu wählen.

4. Unterstützende/komplementäre Methoden

4.1 Bachblüten

Das System der 38 Bach-Blüten dient dazu, der Persönlichkeit die Chance zu geben, vorübergehende allgemeinmenschliche negative Gemütsstimmungen wie Unsicherheit, Hoffnungslosigkeit, Ängste selbst in den Griff zu bekommen. Die Bach-Blüten sollten nicht in direkten Zusammenhang mit körperlichen Symptomen gebracht werden. Die Bach-Blüten sollten zur Unterstützung einer fachgerechten Behandlung dienen, diese aber nicht ersetzen. Weiterführende Literatur zum Thema Bach-Blüten findet sich bei Mechthild Scheffer.

4.2 Aromatherapie, Kräuter und Tees, Öle und Salben

4.2.1 Grundannahme
Die Geschichte der Aromatherapie (therapeutische Verwendung von natürlichen Duftstoffen, entsprechend den Prinzipien der Naturheilverfahren, ISAO-Definition) reicht Jahrtausende zurück. Der französische Arzt Jean Valnet setzte im Zweiten Weltkrieg verschiedene Öle ein. Die Duftstoffe der ätherischen Öle erreichen das limbische System über die Riechzellen. Die Inhalation findet durch Verdunstung statt. Durch das geringe lipophile Molekulargewicht der ätherischen Öle können diese sehr leicht über die Haut in das Lymph- und Blutsystem gelangen. Dort werden sie in die Zellmembranen integriert. Bei zu starker Konzentration kommt es nur zu unspezifischen Reizen. Hier gilt: weniger ist eher mehr. Bei der Verwendung von Ölen sollten verschiedene Qualitätskriterien erfüllt werden u. a. sollten folgende Hinweise auf der Etikette vorhanden sein: 100 % naturreines ätherisches Öl, genaue botanische Bezeichnung, Herstellungsart, Herkunftsland, Hersteller. Die Flaschengröße soll der beinhaltenden Menge angemessen sein. Ganz wichtig ist die Lagerung der leicht verderblichen, extrem licht- und sauerstoffempfindlichen Öle. Die praktische Anwendung soll gut geplant sein, nur in gemeinsamer Absprache mit dem Patienten, nur unter Beobachtung des Patienten (besonders seines seelischen Befindens) und nur mit entsprechender Sachkenntnis. Die Klinik für Neurochirurgie und die Klinik für Neurologie des Klinikums Hannover/Nordstadt haben einen Pflegestandard für den Einsatz von ätherischen Ölen herausgearbeitet. Folgende klare Ziele wurden definiert:

- Unterstützung der medizinischen Therapien
- Förderung des Wohlbefindens, dadurch der Lebensqualität
- Erhöhung der Output von pflegerischen Maßnahmen
- Förderung der Selbstheilungskräfte der Patienten.

Die Indikationen sind entsprechend den ATL's gegliedert. Ein Augenmerk ist das Wie der Anwendung gewidmet.
Beziehungsarbeit ist kombiniert mit hoher Fachkompetenz.
Hat man keine Aromalampen zur Verfügung, können ganz einfach feuchte Waschlappen über die Bettseiten gehängt werden.
Ungefähr acht Prozent der Bevölkerung reagieren allergisch. Weiterführende Literatur zum Thema Aromatherapie befinden sich bei Jean Valnet.

4.2.2 Aroma-Massage

Ziel der Aroma-Massage ist körperliche wie seelische Beschwerden zu lindern und somit die Lebensqualität zu fördern.

Berührung, sanftes Streichen können non verbale Kommunikation, Zuneigung, Aufmerksamkeit und Respekt vermitteln. Fachkompetenz des Anwenders wie Fingerspitzengefühl, Einfühlungsvermögen, innere Ruhe müssen – neben professionellen Techniken – gegeben sein. Aroma-Massage wirken u. a.:

- durch Reduzierung der Verspannungen
- durch Steigerung der Durchblutung in der Cutis, Subcutis und Muskulatur
- durch Linderung von neuralgischen und rheumatischen Schmerzen
- durch Vermittlung eines Körpergefühls
- durch Unterstützung der Darm-Nieren-Funktion
- durch Freisetzung von unterdrückten Gefühlen.

Durch ihren breiten Wirkbereich müssen Aroma-Massagen als komplementäre Behandlung betrachtet werden, die nur mit Einverständnis des behandelnden Arztes und nur durch ausgebildete Personen stattfinden soll. Der Arzt muss entscheiden, ob die Nutzen höher sind als die möglichen Risiken und der Patient muss klar seine Einwilligung geben.

Die Rahmenbedingungen sind entscheidend für den Erfolg: warme Hände mit kurzen Fingernägeln, kein Schmuck, Raumtemperatur, Lichtverhältnis, ungestörter Raum, richtige Auswahl der ätherischer Öle und der Basisöle, richtiges Mischverhältnis. Für schwache, kranke Personen, Kinder, Hochbetagte oder Sterbende genügen oft 2 maximal 3 Tropfen ätherischer Öle in 10 ml Basisöl.

Weiterführende Literatur zum Thema Aroma-Massage findet man bei Wolfgang und Michaela Steflitsch oder Eliane Zimmermann.

4.2.3 Rhythmische Einreibung – Rhythmische Aroma-Massage

Die rhythmischen Einreibungen wurden von den Ärztinnen Wegmann und Hauschka in den 1990er Jahren entwickelt. Bei den Einreibungen kommt im Wesentlichen nur die Griffqualität der Effleurage/Streichung zum Einsatz. Diese Streichungen werden hauptsächlich in Form von rhythmischen Kreisen oder Spiralen gemacht. In Studien wurde bewiesen, dass durch die rhythmische Einreibung

- die Schmerzintensität reduziert wird, besonders auf der emotionalen Ebene (individuelle Möglichkeiten der Schmerzbewältigung werden positiv beeinflusst). Die Patienten erleben durch die rhythmische Einreibung den Schmerz differenzierter und fühlen sich nicht länger von ihm beherrscht.

- die Atem- und Herzfrequenz nehmen ab (Art von Spannungsabbau)
- physischen und psychischen Spannungen werden gelöst: Befreitsein-von-Etwas
- eine Veränderung der Selbstwahrnehmung findet statt: Wieder-eins-sein mit seinem Körper und die Grenzen und Möglichkeiten des eigenen Lebens werden wieder entdeckt.
- Die Möglichkeit eröffnet sich, seinen eigenen Weg fortzusetzen.

Weiterführende Literatur bei Monika Layer.

4.3 Basale Stimulation

Das Konzept der basalen Stimulation wurde in den 70er Jahren vom Sonderpädagogen Andreas Fröhlich entwickelt. Fröhlich übertrug mit Christel Bienstein dieses Konzept auf die Pflege.
Unter basaler Stimulation versteht man die gezielte und systematische Förderung/Stimulierung von Wahrnehmungsaktivitäten stark beeinträchtigter Menschen.

Das Ziel der Basalen Stimulation „ist es, die Ausdifferenzierung neuer adäquater individuell sinnvoller Wahrnehmungs- und Aktivitätsmöglichkeiten zu fördern".

4.3.1 Grundannahme

Eine Grundannahme ist, dass Menschen, die keine, zu wenige oder zu viele nicht einzuordnende Reize bekommen, auf diesen Zustand aktiv reagieren. Die Reaktionen können sein: Verwirrtheit, Aggressivität, sich zurückziehen bis zum „Todstellreflex" besonders, wenn sie zusätzlich unter einer Sinnesstörung wie Sehbeeinträchtigung oder Schwerhörigkeit leiden. Patienten, die tagelang in einem sehr weichen Antidecubitusbett liegen, bekommen nicht mehr genug oder nur ganz geringe Informationen über ihren Körper vermittelt. Sie verlieren dadurch ihr Körperbild und das Bewusstsein für ihre Körperform. Sie wissen nicht mehr, wo der Körper beginnt, wo die Grenze zwischen dem leiblichen Ich und der Außenwelt ist. Der betreffende Mensch spürt sich selbst immer weniger. Die Sinne wie Geruch-, Geschmackssinn, körperliche und psychische Orientierung lassen nach. Der Patient hat dann nur mehr zwei Möglichkeiten:

- Entweder sich noch mehr zurückzuziehen: „Er ist nicht mehr ansprechbar", „Er will nicht mehr leben"
- Oder er probiert durch Bewegung, verbale Äußerungen – wie rufen, stöhnen, schreien – oder durch Selbstaggression – wie gegen die Wand stoßen, sich kratzen, Verband und Katheter entfernen – sich wahrzunehmen: „Er ist verwirrt".

Verstärkt werden diese „Selbstschutzmaßnahmen" wahrscheinlich auch durch eine negative Stimulierung. Dazu gehören alle Tätigkeiten, die Schmerzen hervorrufen und durch die nicht einzuordnende Reize produziert werden, wie nicht angekündigte, nicht erklärte pflegerische Maßnahmen: Lagerungen, Körperpflege, Katheter setzen, Verbandwechsel, ... aber auch „kneifen und zwicken", um zu sehen, ob der Patient noch reagiert. Der Patient befindet sich in einer aussichtslosen Situation. Er nimmt den negativen Reiz wahr, kann sich aber nicht wehren. Er hat überhaupt keine Kontrollmöglichkeit: „gelernte Hilflosigkeit" nach Seligman.

Das Konzept der Basalen Stimulation sieht in der unmittelbaren pflegerischen Bewegung eine gezielte Kontaktaufnahme, die dem Menschen ermöglicht, sich selbst wieder zu finden, sich selbst besser zu spüren, sich selbst besser wahrzunehmen. Sie benötigt nicht mehr Zeit, sondern eine andere Gestaltung, einen anderen Zugang in einem therapeutischen Rahmen. Jedes „Hand-Anlegen" kann in eine positive Interaktion eingebettet sein, auch wenn es unangenehm ist, wie beim Verband wechseln.
In der basalen Stimulation hat der Berührungsaspekt eine besondere Bedeutung. Pflegende berühren am meisten und manchmal auch als Einzige den Patienten. Oft wird vergessen, dass nach der Bettauflage und der Wäsche es die Hände der Pflegenden sind, die den Patienten am meisten berühren.
Die Pflegepersonen bieten Reize an, die der Patient aufgrund seiner Beeinträchtigung selbst nicht mehr einholen kann. Die Reize stehen im Zusammenhang mit der Biografie des Patienten. Die Reize ergeben einen Sinn: sie helfen Erinnerungen zu wecken und Klarheit zu erlangen. Durch die Reize kann der Patient wieder Grenzen ziehen: Was gehört zu mir? Was gehört zu der Umwelt?
Die Basale Stimulation besteht aus Basiselementen und Aufbauelementen.

Die Basiselemente gliedern sich in
• somatische Elemente über die Haut und Muskulatur
• vestibuläre Elemente über das Gleichgewichtssystem
• und in vibratorische Elemente über das Skelettsystem.

Die Aufbauelemente sind
• die orale/olfaktorische Stimulation
• die taktil/haptische Stimulation
• die auditive Stimulation
• und die visuelle Stimulation.

4.3.2 Die Berührung
- **Die Berührung soll:**

  - Gezielt und eindeutig stattfinden
  - Angemessen sein: der Situation angepasst sein, haltend, unterstützend, manipulativ, fordernd oder Sicherheit gebend
  - Eine Person pflegt, die anderen helfen, unterstützen (nicht mehrere Pflegende waschen gleichzeitig, oder eine wäscht, die andere trocknet!!)

- **Womit berühre ich:**

  - Bloße Hand
  - Weiche Waschlappen, raues Handtuch, ...
  - Nur Objekte benützen, die der Patient zuordnen kann

- **Wie berühre ich:**

  - Druckstärke
  - Fläche
  - Mit oder ohne Bewegung
  - Geschwindigkeit: dem Patienten Zeit lassen zu spüren, seine Körpergrenze wahrzunehmen
  - Temperatur: angepasst. Negative Reize sind eiskalte Hände, zu warmes Wasser beim Waschen, zu heiße Suppe beim Essen, ...
  - Kontinuität: ständiges Loslassen ermöglicht keine Körpergrenzenwahrnehmung.

- **Wie und wo nehme ich Kontakt auf:**

  - Initialberührung
  - Abschiedsberührung
  - Der Pflegende muss sich klar sein:
    Was bedeutet Berührung für mich im Hier und Jetzt?
    Kann ich jetzt berühren, oder bin ich gehetzt, frustriert, zornig, unausgeglichen?
    Kann/will ich mit diesem Menschen in Kontakt treten: Empathie, Sympathie, Antipathie?

Hat eine Kollegin möglicherweise einen besseren Zugang zu diesem Patienten heute?
All dies überträgt sich auf die unmittelbare Berührung mit dem Patienten.
Berührung ist Kommunikation, und man kann nicht nicht kommunizieren.

4.3.3 Verschiedene Techniken
- **Die atemstimulierende Einreibung (ASE)**

ASE fördert, wie der Name schon sagt, die Atmung und hilft bei Einschlafstörungen. Sie wirkt beruhigend und orientierend.
Der ASE-Wirkung basiert vor allem auf die Förderung des Wohlbefindens. Indikationen sind u. a. Atemprobleme, Einschlafstörungen, Angst, Unruhe, Agitiertheit, Verwirrtheit.
Die ASE benötigt einen Zeitaufwand von 15 Minuten und kann sowohl im Sitzen als auch in Seiten- oder Bauchlage stattfinden.
Die ASE folgt weitgehend festgelegter Vorgangsweise. Sie wird durch ein sanftes Auflegen der geschlossenen flachen warmen Hände im Nackenbereich begonnen. Die Daumen liegen an den Handflächen. Die Pflegeperson übernimmt den Atemrhythmus des Patienten, dies bedeutet, dass die Einreibungen angepasst sind am Patientenatemrhythmus. Der Körperkontakt wird stets gehalten und die Bewegungen folgen die Haarwuchsrichtung.

Die Grundvoraussetzungen sind:
Die pflegende Person ist ruhig und bereit, sich auf den Patienten einzulassen und sich die Zeit dafür zu nehmen
Raum: ruhig, gut gelüftet, angenehme Temperatur
Wie jede Basale Stimulation beginnt sie mit einer Kontaktberührung und endet mit einer Abschiedsberührung.

- **Die taktile Stimulation**

Das schon gestörte Körperschema kann zusätzlich durch einen Venenzugang, einen Dauerkatheter, eine Sonde gestört werden. Der Patient versucht, diese Gegenstände zu integrieren und zieht daran. Durch die basalstimulierende Ganzkörperwaschung kann der Patient reichhaltige und differenzierte Informationen bekommen. Diese Informationen ermöglichen dem Patienten, sich selbst zu spüren und sein Körperschema wiederherzustellen

- **Die vestibuläre Stimulation**

Das Innenohr vermittelt die Orientierung zur Lage im Raum. Durch das lange Liegen kann diese Orientierung verloren gehen. Das Umlagern ermöglicht eine vestibuläre Stimulierung und dadurch eine Raumorientierung. Sie soll langsam stattfinden, damit das Innenohr sich einstellen kann, besonders beim Aufstehen.

- **Die vibratorische Stimulation**

findet normalerweise beim Gehen, Bewegen statt. Sie lässt den Zusammenhalt des Knochensystems erfahren. Sie fällt aus bei langer Bettlägerigkeit. War der Patient gewohnt, früher eine elektrische Zahnbürste oder einen elektrischen Rasierapparat zu benützen, können diese benützt werden, um eine vibratorische Stimulation anzuregen. Bei Kindern können die Eltern ihre Kinder auf den Schoß nehmen und leise singen oder summen. Die Vibration vom Brustkorb der Mutter überträgt sich so auf den Rücken des Kindes.

- **Die akustische Vibration**

findet durch eine gezielt eingesetzte Geräuschkulisse wie vorlesen durch vertraute Stimme, bekannte Musik kurzfristig spielen, aber nicht durch Berieselung (Radioapparat oder TV läuft den ganzen Tag im Patientenzimmer!!!), Alarmtöne oder piepsen von medizinischen Geräten statt.

- **Die orale Stimulation**

ist sehr wichtig bei der Mundpflege, beim Essen verabreichen. Niemals darf der Mund gewaltsam aufgemacht werden, oder eingedrungen werden. Der Mund gehört zu einem der intimsten Bereiche des Menschen. Man kann aber behutsam mit den Lippen des Patienten Kontakt aufnehmen: tupfen, einträpfeln von bekannter Speise, Zeit lassen zu kosten und zu schmecken. Die orale Stimulation soll sehr vorsichtig stattfinden und soll eher nicht erfolgen, wenn der Patient sehr müde und erschöpft ist.

- **Die Ganzkörperwäsche**

Zum Beispiel mit Salbei (1 Liter Salbeitee auf 5 Liter Waschwasser. Für 1 Liter Salbeitee werden 2 Esslöffel Salbei ziehen 4 Minuten lang). Diese Salbei Ganzkörperwäsche wirkt Schweiß reduzierend.[3] Eine Ganzkörperwäsche mit Essig wirkt Juckreiz reduzierend.[4]

Weiterführende Literatur zum Thema Basale Stimulation befinden sich bei Andreas Fröhlich und Christel Bienstein den Gründern der basalen Stimulation.

4.4 Kinästhetik

Der Begriff Kinästhetik setzt sich eigentlich aus zwei Begriffen zusammen. Der Erste ist Kinästhesie, die Lehre von der Bewegungswahrnehmung. Der Zweite ist Ästhetik, die Wissenschaft des Schönen.

Das Konzept der Kinästhetik stammt von dem amerikanischen Tänzer Frank Hatch und von der Psychologin Lenny Maietta. Beide haben sehr viel mit Moshé Feldenkrais zusammengearbeitet. Christel Bienstein unterstützt die Auseinandersetzung mit der menschlichen Interaktion, und so entstand der Einzug der Kinästhetik in die Pflege.

Die Kinästhetik studiert die Bewegung und die Wahrnehmung dieser Bewegung. Sie will den Körper als etwas erleben lassen, was mit dem ganzen Menschen in Beziehung ist.

---

[3] Siehe Kapitel übermäßige Schweißbildung.
[4] Siehe Kapitel Pruritus- Juckreiz.

Die Kinästhetik basiert auf sechs Konzepten:
- Menschliche Interaktion
- Funktionelle Anatomie
- Menschliche Bewegung
- Menschliche Funktionen
- Anstrengung (Druck und Zug) als Kommunikationsmittel
- Gestaltung der Umgebung.

Die kinästhetische Interaktion findet zwischen Pflegeperson und Patient statt. Sie beinhaltet verschiedene Möglichkeit der Gestaltung von Austausch, u. a. von Bewegung und Berührung. In der Interaktion sind Pflegende und Patient gleichberechtigte Partner. Dies ermöglicht, die Pflegehandlungen an die Bedürfnisse, Ressourcen und Wünsche des Patienten anzupassen. Die verbliebene Bewegungsfähigkeit des Patienten wird genau so eingesetzt, wie die Bewegungsfähigkeit der Pflegeperson. Dies setzt aber voraus, dass die Pflegeperson ihre Bewegungsfähigkeit erkennt, erfährt, wahrnimmt.

Ziel der Kinästhetik in der Pflege ist u. a.:
- Menschliche Interaktion
- Dem Patienten erlauben, seinen Körper zu spüren, wahrzunehmen
- Ein ökonomischer Umgang mit dem eigenen Körper: bewegen mit geringem Kraftaufwand. Dies gilt sowohl für den Patienten als auch für die pflegende Person.
- Ressourcen besser nützen.

Das kinästhetische Handeln reduziert die Lagerungsschmerzen des Patienten. Die Muskeln sind frei von Gewicht und die Spannungen werden durch die Bewegung in kleinen Schritten reduziert. Diese Reduzierung der Bewegungsschmerzen bzw. des Lagerungs- und Transferierungsschmerzes hat einen Einfluss auf die Sauerstoffsättigung und auf die Atemfrequenz.
Weiterführende Literatur zum Thema Kinästhetik befinden sich bei Frank Hatch und Lenny Maietta, den Gründern der Kinästhetik.

4.5 Wickel, Packungen und Auflagen

sind anerkannte Anwendungen in Therapien von Heilbädern, Rehabilitationszentren und Sanatorien, wurden aber leider aus dem Spitalalltag oft verbannt.
- **Wickel** hüllen einen Körperteil ein mit mehreren Tüchern. Das innerste Tuch enthält die Wirksubstanz und ist feucht. Warme Wickel werden als Beruhigung, Entspannung, krampflösend oder Entzündungshem-

mer benützt. Kalte Kompressen dienen der Schmerzlinderung oder bei
Gelenksentzündung.

- Auflagen und Kompressen werden wie der Name schon andeutet auf
  einen Körperteil aufgelegt und mit Tüchern zugedeckt. Dampfkompressen regen den Stoffwechsel an, erwärmen und beruhigen. Indikationen für Dampfkompressen sind u. a. Unruhe, Stress und Nervosität. Kontraindikationen sind Sensibilitätsstörung, Gefäßschädigungen
  oder Verwirrtheitszustände.
- Packungen werden örtlich aufgelegt. Sie bestehen aus einer Wirksubstanz wie Lehm, Moor, aber auch Brei in dem Leinsamen oder Senf enthalten sind.

Alle diese Methoden können kalt oder warm aufgelegt werden. Das Ziel
ist es, die Heilkräfte des Patienten zu aktivieren. Die Wirkung des Wassers entsteht durch den Temperaturunterschied zur Körpertemperatur.
Zusätze wie Heilkräuter, Leinsamen, Kartoffeln, Heublumen, Senf, Zwie-
bel, Öle, Heilerde können zusätzlich Linderung bewirken. Sowie alle
anderen Methoden sollen Wickel, Packungen und Auflagen erst nach
ausführlicher pflegerischer Anamnese und durch für diese Methode ausgebildete Personen durchgeführt werden, denn sie können auch schäd-
lich sein.

Weiterführende Literatur zum Thema Wickel, Packungen und Auflagen bei
Pfarrer Sebastian Kneipp.

4.6 Musiktherapie

Die Musik kann als seelisch-geistiges Phänomen verstanden werden, dass
im physikalisch-akustischen Geschehen nur seine materielle Grundlage
findet. Die Musiktherapie kann zwischen aktiver (der Patient selbst übt
Musik aus) und passiv rezeptiver Musiktherapie unterschieden werden.
Die gerichtete Musiktherapie findet nach einer genauen Indikationsstel-
lung für einen bestimmten Menschen statt. Die ungerichtete, wie Lieder-
singen in der Gruppe, erzielt eine breiten Wirkungskreis.
Es darf nicht unterschätzt werden, dass Musik eine sehr große Kraft ausübt,
die sowohl positive als negative Wirkungen haben kann. Deswegen müssen
musiktherapeutische orientierte Pflegehandlungen sehr sorgfältig von ausgebildeten Musiktherapeuten vorbereitet und durchgeführt werden.
Musiktherapie kombiniert mit Physio-, Ergo- oder Maltherapie ermöglicht,
besonders bei neurologischen Erkrankungen, die Ausnützung von Synergien.
Ein spezielles Musikstück wird nicht für jeden Menschen geeignet sein.
Es kommt auf die Resonanzen an, die beim Hören ausgelöst werden. Was

ist aber eine Resonanz? Physikalisch gesehen, ist Resonanz die Überein-
stimmung zweier Frequenzen. Hier die Frequenz der Musik und dort die
innere Frequenz des Patienten. Die Musik tritt in Beziehung zum Patienten. Es findet ein Austausch statt. Dieser Austausch kann positiv – der
Patient fühlt sich sicher und wohl – oder negativ sein – der Patient fühlt
sich bedroht und bekommt Angstzustände. Deswegen muss die Musik-
therapie im Rahmen einer Gesamtbetreuung abgewogen werden: Nutzen-
Risiko-Analyse. Niemand darf zwangs-berieselt werden, insbesondere
nicht durch Radio, Kopfhörer, Fernseher, die der Patient nicht entfernen
oder abdrehen kann.
Sieben Faktoren sollten besonders in der Musiktherapie respektiert
werden:
- Das Tempo
- Die Lautstärke
- Die Akzentuierung, die interpretatorischen Freiheiten
- Die Tonlage bzw. die Frequenzen
- Die Wahl der Spielweise und die Fülle des Klanges
- Die Klanggestaltung und Klangfarbe von Stimme und Instrumenten
- Die Wahl des Interpreten

Entscheidend sind immer die Einstellung des Patienten zur Musik, seine
musikalische Biografie (Musikanamnese) und die gegebene Situation.
Eine Musikanamnese verläuft nicht anders als der Pflegeprozess.
In der Musiktherapie kann die Stille an sich als selbstständiges Konzept
eingesetzt werden, um Reizüberflutungen zu reduzieren.
Musik kann Sicherheit und Trost vermitteln und ermöglicht das Ausleben
von Emotionen sowohl beim Patienten als bei den Angehörigen. Musik
stimuliert deren Seelen- und Gefühlswelt.
Da das Gehör der letzte verbleibende Sinn ist, kann Musik bei der Kom-
munikation mit dem Sterbenden hilfreich sein.
Musiktherapieinterventionen können sein:
- Live Musik oder Tonaufnahmen hören
- Singen, ein Instrument spielen und aktive Teilnahme
- Musikalischer Lebensrückblick
- Liederauswahl
- Analyse von Liedertexten und Liederschreiben
- Musikalischer Entspannung
- Eigene Begräbnismusik aussuchen

Weiterführende Literatur finden sie bei L.M. Gallagher und bei S. Mumro.

4.7 Zusammenfassung

Alle diese Methoden sollten nicht hinter dem Rücken des behandelnden Arztes angewendet werden, sondern mit seinem Wissen und seinem Einverständnis und innerhalb der Arzt-Patient-Beziehung. Die Gestaltung dieser Behandlungsstrukturen basiert auf einer Vertrauensbasis und wirkt unterstützend und begleitend.

Das breite Spektrum „natürlichen Heilens" ist mit diesen wenigen Beispielen noch lange nicht abgedeckt. Die bisherigen Ausführungen sollten gezeigt haben, dass viel Raum für Fantasie und Kreativität, für ein weitgehendes Einbeziehen der Angehörigen gegeben ist, solange alle Entscheidungen nachvollziehbar (und dokumentiert) sind, und das Wohlbefinden des Patienten im Vordergrund bleibt. Warum muss Mundpflege besonders bei nicht ansprechbaren Patienten immer mit abscheulich schmeckenden Mundspülmitteln stattfinden? Probieren Sie einmal das Lieblingsgetränk des Patienten, bzw. aromatisierte Eiswürfel (gefrorenes Coca Cola, Bier, Kaffee, Bouillon, ...)

Professionelle Pflege wird zu therapeutischer Pflege im Rahmen eines Gesamtkonzepts. Die Pflege muss gut überlegt und geplant sein, damit keine Unterbrechung der Pflege stattfindet. Es darf kein Abbruch des Kontaktes zum Patienten während einer Pflegetätigkeit entstehen. Jede Pflegehandlung bedarf vieler Überlegungen und Planung, da jeder Patient Interaktionspartner ist und er selbst bestimmt die konkrete Situation: Es kann daher keine allgemeinen Pflegestandards oder vorgeschriebene Handlungsabläufe geben.

Alle diese Methoden versuchen einerseits die Widerstandskraft des Patienten zu unterstützen und seine Selbstheilungsressourcen zu mobilisieren, anderseits geben sie Pflegenden eine Handlungsorientierung in der Alltagssituation. Es gibt keine Patentlösung. Je mehr sich die Pflegenden mit verschiedenen Methoden auseinandersetzen, umso kompetenter werden sie und können je nach Patient, je nach Situation die gerade richtige Methode anwenden.

Menschen mit weit fortgeschrittenem Karzinom, ALS oder AIDS zu helfen, verlangt mehr Fachkenntnisse, als ein Individuum allein besitzen kann. Nirgendwo ist die interdisziplinäre Teamarbeit notwendiger als hier.

Nicht eine Methode allein führt zum Ziel, sondern die sinnvolle Kombination der verschiedenen Möglichkeiten.

Den Unterschied für die Patienten macht nicht so sehr, welches „Zaubermittel" verabreicht wird, sondern wie intelligent es eingesetzt wird.

Bei einer dem sterbenden Menschen gerecht werdenden Schmerztherapie muss laufend subtil abgewogen werden zwischen Schmerzlinderung
und Kommunikationsfähigkeit. Optimale Schmerzlinderung bei Sterbenden ist dann erreicht, wenn der Patient weitgehend schmerzfrei ist
und über größtmögliche Kommunikationsfähigkeit verfügt, um seine Probleme verarbeiten zu können.

Pharmakologische Methode – Nozizeptorenschmerz

1. Therapiegrundlagen

Die Therapie beruht auf folgenden Grundlagen:

1.1 „By the Clock"

Die regelmäßige Einnahme ist eine der Grundvoraussetzungen für eine erfolgreiche Schmerztherapie. Schmerzmittel sollten regelmäßig d. h. „rund um die Uhr", „by the Clock" (auch wenn der Patient schläft) und nicht nach Bedarf, verordnet werden, um so den Patienten dauerhaft schmerzfrei zu halten, indem man das Wiedereintreten der Schmerzen nach Wirkungsnachlass verhindert und die Schmerzerinnerung soweit wie möglich verschwinden lässt. Eine gleich bleibende Menge des Wirkstoffs ist im Blut verfügbar. Der Blutspiegel bleibt also konstant. Wenn Schmerzen richtig unter Kontrolle sind, wird der Patient sie nie mehr fühlen. Es muss eine Präventivtherapie (Antizipation) sein. Eine Therapie auf Verlangen ist unmenschlich und erhöht die Wahrscheinlichkeit von Nebenwirkungen und von unwirksamer Bekämpfung.

1.2 „By the Mouth"

Die einfachste Verordnungsart ist zu benützen, um die Selbstständigkeit des Patienten zu gewährleisten: per Os so lange wie möglich. Die meisten Patienten können fast bis 24 Stunden vor ihrem Tod schlucken.
Stufenleiter des Zufuhrweges in der Schmerztherapie nach Zdrahal und Werni (Wien)

```
                                          Intraventrikulär
                                 Epidural/Intrathekal
                           I. V.
                    Subkutan/I. M.
              Pflaster
       Rektal/Pflaster
Oral/Pflaster
```

- Die **intranasale/transmukosale Gabe** kurz wirksamer, starker Opioide wird vielleicht eine Methode der Zukunft sein bei Durchbruchschmerzen. Die Resultate von Studien sind gegensätzlich und erlauben es derzeit nicht, die Verabreichung vernebelter Opiate zu empfehlen. Die gute Durchblutung und die Resorptionsfähigkeit des Respirationssystems ermöglichen die Wirkung. Fentanyl kann durch seine hohe Lipidlöslig- keit über die Schleimhaut aufgenommen werden und existiert bereits als Fentanyl Stick in der Schweiz. Fentanyl transmukosal ermöglicht eine schnellere Wirkung als Fentanyl transdermal und kann als Reserve- medikation bei Schmerzattacke unter Fentanyl Dauermedikation erfolg- reich verwendet werden.

- Die **perkutane/transdermale Gabe**: Depot-Pflaster setzen den Wirk- stoff gleichmäßig über die Haut in den Körper frei. Der Wirkstoff wird perkutan resorbiert und lindert stabile Schmerzsyndrome. Substanz- beispiele sind Fentanyl und Buprenorphin als Matrixdepotpflaster. Eine Verletzung des Hautareales ist immer zu vermeiden. Der Patient und das Pflegepersonal müssen wissen, dass eine Hauttemperaturer- höhung durch Warmtherapie, Fieber, Salben in und um das Hautareal beschleunigen die Resorption des Medikamentes. Deswegen ist eine transdermale Schmerztherapie bei Patienten mit Tumorkachexie, star- ken Schwitzen oder unstabilen Schmerzsyndrom im letzten Stadium der Erkrankung nicht immer optimal. Achtung: Bei Kachexie und in der Terminalphase kann eine verminderte Resorption zu ungenügender Schmerzfreiheit führen. Langsame Anflutung und langsames Abklin- gen: bis zu 12 – 16 Stunden nach Entfernung des Pflasters. Jedes be- nutzte Hautareal sollte für 7 Tage nach Entfernen des Pflasters frei bleiben.
Das Fentanyl Depot-Pflaster führt seltener zur Obstipation als Morphi- um per Os.

- Die **sublinguale Gabe** hat Vorteile, wenn Tabletten oder Kapseln durch Schluckstörungen nicht mehr eingenommen werden können. Die sub- linguale Anwendung umgeht den First-Pass-Effect, da die Mundgefäße nicht in die Pfortader münden. Für die Resorption ist auf eine gute Mundfeuchtigkeit zu achten.
Substanzbeispiel: Buprenorphin: Temgesic®, Subutex® gibt es als Sub- lingualtabletten in verschiedenen Dosierungen.

- Die **orale Gabe**: Viele Medikamente werden vom Darm resorbiert und über die Pfortader der Leber zugeleitet. Bei der Leberpassage beginnt bereits der Abbau der Pharmaka (First-Pass-Effect). Krankenpflege- personen sollten bedenken

– Die optimale Wirkung erfordert eine optimale Resorption zum richtigen Zeitpunkt.
– Von größter Bedeutung ist die Körperhaltung bei der Medikamenteneinnahme. Nimmt ein Patient ein Medikament in liegender Position ein, so kann es zu einem medikamentös bedingten Ösophagusgeschwür und dadurch zusätzlichen zu starken nächtlichen retrosternalen Schmerzen kommen. Dies gilt besonders für Antibiotika und Analgetika. Prophylaxe:
  • Medikamente sollten, wenn möglich, in aufrechter Position eingenommen werden.
  • Bei bettlägerigen Patienten sollten Medikamente, wenn möglich, in Tropfenform anstatt als Tabletten/Kapseln gegeben werden,
  • Auf reichlich passende Flüssigkeitszufuhr zum Nachspülen ist zu achten,
  • Patienten und pflegenden Angehörigen unterrichten.
– Die Medikamentenresorption ist durch die gleichzeitige Einnahme anderer Arzneimittel beeinflussbar. Beispiel: Cimetidin und Bisacodyl sollen nicht gleichzeitig mit Antazida eingenommen werden bzw. Johanneskraut kann die Wirkung einiger Medikamente herabsetzen.
– Wenn die Magen-Darm-Peristaltik erhöht ist, verkürzt sich die Zeit, die dem Medikament zum Kontakt mit der Schleimhaut verbleibt. Eine vollständige Resorption ist dann nicht mehr möglich. Dagegen führt eine träge Darmtätigkeit zu einer vollständigen aber verzögerten Resorption.
– Nahrungs- und Genussmittel können:
  • Magenentleerung und Darmpassage verzögern
  • Die Auflösungsgeschwindigkeit und Löslichkeit der Arzneimittel verändern
  • Die Medikamentenaufnahme mindern, indem sie die Arzneimittel chemisch binden
  • Den Metabolismus der Arzneistoffe in der Leber beeinflussen
  • Die Gallensekretion stimulieren und die Zusammensetzung der Magen-Darm-Sekrete verändern.
Dazu einige konkrete Beispiele:
  – Der Einfluss von Milch: Bisacodyl: Dulcolax® sollte nicht mit Milch eingenommen werden, da sich der magenresistente Überzug der Dragees unter dem Einfluss von Milch löst, sodass das Abführmittel nicht mehr den Dickdarm erreicht. Die Aufnahme von Griseofulvin wird dagegen durch Milch gefördert.
  – Der Einfluss von Alkohol: Die Magensäuresekretion und die Membranpermeabilität im Magen-Darm-Trakt werden gesteigert, dadurch ergibt sich eine Verbesserung der Medikamentenresorption durch Alkohol.

- Ist **eine PEG-Sonde** vorhanden, gibt es mehrere Substanzen als Granulat wie Morphin-Retard Granulat. Die PEG-Sonde sollte einen Durchmesser von 15 Charr besitzen und zum Einschwemmen des Granulats sollte auf keinen Fall Wasser verwendet werden, sondern eine Sondernahrung. Ist der PEG-Sondendurchmesser unter 15 Charr sollen Morphintrinksuspensionen (wie Mundidol Retard®), die im Wasser aufgelöst werden in Betracht gezogen werden.

- Die **rektale Gabe** kann als Alternative (auf Wunsch und/oder mit Einverständnis des Patienten) zu oral nicht mehr durchführbarer Medikamentengabe gesehen werden. Probleme:
    - Das Zäpfchen kann durch den After wieder verloren gehen
    - Die kleine Resorptionsfläche des Rektums
    - Das Vorhandensein von Stuhl im Rektum
    - Medikamente, die Magenulzera verursachen, zeigen oft auch nach rektaler Applikation ulzerogene Wirkungen.
    - Die Applikationsweise kann als besonders unangenehm empfunden werden, besonders wenn Analleiden wie Hämorrhoiden, Fissuren, Wundsein bestehen.
  Zahlreiche Medikamente können auch rektal appliziert werden: Tramadol und Morphin existieren als Suppositorium.

- Die **subkutane Gabe** ist ein einfaches und sicheres Verfahren, besonders gut geeignet für die Hauskrankenpflege und die Geriatrie. Sie ermöglicht sowohl eine kontinuierliche Gabe als auch die Bolus-Gabe bei Durchbruchschmerzen. Man soll aber daran denken, dass im Schockzustand das subkutane Fettgewebe fast nicht mehr durchblutet wird. In diesem Zustand ist die Wirkung einer subkutanen Arzneimittelgabe stark reduziert.

- Die **intravenöse Gabe** ist im Schmerznotfall die Therapie der Wahl. Morphin wird so lange titriert, bis eine eindeutige Schmerzlinderung eintritt. In dieser Phase muss der Patient permanent und intensiv überwacht werden. Sonst ist eine intravenöse Schmerztherapie nur indiziert bei Patienten, die aus anderen Gründen bereits einen venösen Zugang liegen haben, zum Beispiel in der Chirurgie.

- Die **periphere Nervenblockade** mittels kontinuierlicher oder patientenorientierter Analgesie kann besonders bei orthopädischen Schmerzen induziert sein.

- Die **rückenmarknahe Opioidgabe** (peridural oder spinal) kann bei unzureichender therapieresistenter systemischer Schmerztherapie er-

forderlich werden oder als zeitüberbrückende Maßnahme, bis andere
Therapieverfahren greifen. Als Nebenwirkungen einer rückenmarknahen
Gabe können Übelkeit, Erbrechen und Miktionsstörungen auftreten.

- Die **intraventrikuläre Opioidgabe** ist in Ausnahmefällen indiziert, wenn
  alle anderen Therapieversuche erfolglos sind. Die Nebenwirkungen sind
  relativ hoch.
- **Triggerpunktinfiltrationen** können gegen schmerzhafte Muskelverspan-
  nungen und Muskelspasmen wirken.

1.3 „By the Ladder"

Die geistigen Fähigkeiten des Patienten sollen respektiert werden. Es ist
wichtig, dem Patienten Erläuterungen über die Therapie und die zu erwartenden Wirkungen zu geben und ihm zu erklären, wie wichtig seine
Mitarbeit ist, um den Erfolg der Maßnahmen bewerten zu können.
„Den WHO-Stufenplan hoch": „Wenn ein Medikament versagt, geh die
Treppe hinauf. Verweile nicht auf derselben Stufe. Bleibe nicht in derselben Wirkungsgruppe". Dieser WHO-Stufenplan dient als grobe Orientierungshilfe. Bei sehr starken Schmerzen zu Beginn kann es notwendig
sein, die beiden ersten Stufen zu überspringen.

1.4 „Je weniger desto besser"

Es ist besser, wenige Medikamente gut anzuwenden, als viele schlecht.
Polypragmasie vermeiden.

1.5 Opioideinstellung

Zwei Einstellungen sind übertrieben:

- „Morphinangst": Morphin ist dazu da, in ausreichender Dosierung verschrieben zu werden.
- „Morphineuphorie" Morphin ist in vielen Fällen ausgezeichnet, aber
  nicht das „allein selig machende Wundermittel" in der Schmerztherapie.

1.6 Wirkdauer

Kurz wirksame Präparate:

- Nachteil: Eine oftmalige Anwendung ist notwendig. Schmerzhafte Pha-
  sen zwischen den Einnahmen sind kaum zu vermeiden. Besonderes
  Problem: die Nacht.
- Vorteil: Ermöglichen eine schnelle Titrierung und Adaptierung
  - Zur Beginn einer Schmerztherapie
  - Bei Schmerzspitzen oder Schmerzdurchbruch
  - Vor schmerzhaften Pflegemaßnahmen oder Behandlungen
  - Bei instabilen Schmerzen

– Bei starker Niereninsuffizienz
– Im Terminalstadium

Zu lang wirksame Präparate können gefährlich werden. Die Wirkungsdauer ist, vor allem beim alten Patienten, schwer abzuschätzen: Kumulationsgefahr.

Retardierte Präparate: Bei diesen Medikamenten wird der Wirkstoff ver-
zögert freigesetzt. Sie haben eine Wirkdauer von 8 bis 12 Stunden, damit
bleibt der Blutspiegel konstant. Voraussetzung ist, sie werden zu einem
festgesetzten Zeitpunkt genommen, der aber auch die Bedürfnisse des
Patienten berücksichtigen. Nur so kann eine gute Compliance gewährleistet werden.

1.7 Dosierung

Eine Dosisanpassung ist notwendig:
• **Nach oben** bei Nachlassen der Schmerzfreiheit.
• **Nach unten** bei Nachlassen der Schmerzen infolge anderer Schmerz-
  therapien wie z. B. Tumorbestrahlung, nervenzerstörender Schmerztherapie (chirurgisch oder chemisch) oder bei zunehmender Niereninsuffizienz.

Das Ziel der Schmerzfreiheit wird oft in drei Schritten erreicht:
• Nächtliche Schmerzfreiheit.
• Schmerzfreiheit in Ruhe bei Tag.
• Schmerzfreiheit bei Bewegung (wird manchmal nicht erreicht).

2. Therapieverlauf nach dem WHO-Stufenplan

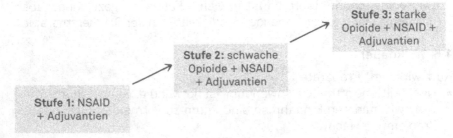

NSAID = nicht-steroidale-anti-inflammatorische/rheumatische Drogen
= NSARs

Die Verordnung liegt ausschließlich in der Verantwortung des Arztes.

2.1 Erste Stufe: für mittlere Schmerzen

- Unter NSAID befinden sich Substanzen wie Essigsäure-, Oxicum-, Anthranilsäure-, Propionsäure und Mefenaminsäurederivate, Indometacin, Azetylsalizylsäure und Diflunisal. Die NSAID gibt es als Suppositorium, orale Suspension, Hartkapseln und als Filmtabletten.
Die NSAID unterdrücken die Prostaglandin-Synthese (Prostaglandin spielt eine wichtige Rolle als Regulator im Körper und als Schmerzmediator) und wirken dadurch schmerzlindernd, fiebersenkend und entzündungshemmend besonders bei Knochenschmerzen und bei Weichteilinfiltrationen (Knipping, 2006).
NSAID können die Wirkung von Diuretika und Antidepressiva verringern. In Kombination mit ACE-Hemmern bzw. Angiotensin-II-Antagonisten erhöht sich das Risiko einer Niereninsuffizienz.
Sie sollten bei Patienten mit bekannter Niereninsuffizienz und Störungen der Blutgerinnung nur mit Vorsicht verordnet werden. Das Serumalbumin ist bei schwer kranken Patienten oft niedrig, dies kann zu einer Reduktion der Arzneimittelkonzentration im Serum führen, da das Albumin das wichtigste Transportprotein für Medikamente im Blut ist. Zusätzlich kann es bei Patienten mit Kachexie, die eine Reduktion der Muskelmasse haben, zu einer Überschätzung der Nierenfunktion kommen, da das Serumkreatininwert abhängig ist von der Muskelmasse. Die Dosierung kann durch Ascites, Pleuraergüsse oder Ödem erschwert werden, da die Dosisangaben entsprechend dem Körpergewicht des Patienten gerechnet werden.
Die Prophylaxe von Ulzera ist Grundlage jeder Schmerztherapie mit NSAID. Antirheumatika können nicht nur Mikromagenblutungen, sondern auch Dickdarmblutungen verursachen. Daher ist eine gleichzeitige Präventivtherapie mit Ranitidinhydrochlorid, Sucralfat u. a. notwendig.

NSAID-Produktname in Österreich und ihre Wirkung:
Mefenaminsäure gibt es als Parkemed® 125 mg Suppositorium oder orale Suspension, als Parkemed® 250 mg Kapseln oder Suppositorien und als 500 mg Filmtabletten. Mefenaminsäure wird bei rheumatischen Erkrankungen, Muskelschmerzen und Schmerzen im Wirbelsäulenbereich bzw. bei Schwellungen, Fieber oder Entzündungen angewendet. Nieren- oder Herzinsuffizienz, Leberfunktions- oder Blutbildstörungen können Kontraindikationen sein. Bei Überempfindlichkeit gegen Mefenaminsäure oder Acetylsalicylsäure sollte dieses Medikament nicht verwendet werden.

Celecobix ist ein NSAID und selektiver COX2-Hemmer. Celecobix gibt es als Celebrex® 100 oder 200 mg Hartkapsel. Celecobix wird für die symptomatische Behandlung von Beschwerden bei Osteoarthritis, rheumatoider Arthritis und Spondylitis Ankylosans verwendet. Laut Fachinformation sollte Celecobix in der niedrigsten wirksamen Dosis über den kürzest möglichen Zeitraum verwendet werden. Dies erklärt die unerwünschten Nebenwirkungen der NSAID. Im Zweifelsfall auf NSAID verzichten und Opioide höher dosieren.

- Die Schmerzsubstanz der ersten Stufe, neben NSAID, ist Paracetamol. Paracetamol ist ein Anilin-Derivat, ein antipyretisch wirkendes Analgetikum ohne antiphlogistische Wirkung. Paracetamol ist wie Azetylsalizylsäure einen Prostaglandin-E-Hemmer und wird über die Leber ausgeschieden (Achtung bei Leberschäden).
- Flupirtin besitzt eine zentrale schmerzlindernde Wirkung, ohne mit den Opioidrezeptoren zu interagieren und gehört zu einer neuen Substanzklasse, die eine antagonistische Wirkung an den NMDA-Rezeptoren hat (NMDA = niedermolekulare Dextrane). Flupirtin wird besonders bei neuropathischen Schmerzen und bei Schmerzen des Bewegungsapparates verordnet.
- Adjuvantien (Latein adjuvare: unterstützen, helfen) sind Substanzen, die die Wirkung eines anderen Medikaments unterstützen. Ausgewählte Adjuvantien in der Schmerztherapie sind Medikamente, die ursprünglich nicht für die Schmerztherapie entwickelt worden sind, die jedoch eine analgetische Wirkung bei besonderen Schmerzarten haben. Die Wahl des Koanalgetika richtet sich nach dem Schmerztyp und nicht unbedingt nach der Schmerzintensität. Koanalgetika sind u. a. Antidepressiva bei neuropathischen Schmerzen (sie hemmen die Wiederaufnahme von Noradrenalin und Serotonin), Antikonvulsiva für Nerveninfiltrationen, Nervenkompressionen, Trigeminusneuralgie (der Wirkungsmechanismus ist noch nicht 100 %ig geklärt), Kortikosteroide u. a. bei Tumorschmerzen, Nervenkompressionen, Lymphödem, Muskelrelaxantien bei Hypertonus der quer gestreiften Muskulatur, Spasmolytika bei Schmerzen, die von Krämpfen begleitet sind, ...

2.2 Zweite Stufe oder für Schmerzen, die von Anfang an störend sind

Die mit dem Opium/Morphium verwandten Analgetika nennt man Opioide. Sie wirken über Opioidrezeptoren im Gehirn und im Rückenmark. Durch ihre analgetische Wirkung und die fehlende Organtoxizität haben sie einen festen Platz in der Tumortherapie. Entsprechend ihrer Wirkung auf die verschiedenen Rezeptoren lassen sich Opioide wie folgt einteilen:

- Reine Agonisten wie Morphin und Morphin-ähnliche Wirkstoffe. Sie verbinden sich mit einem Rezeptor und verändern die zellulären Eigenschaften.

- Partielle Agonisten wie Buprenorphin
- Agonist/Antagonisten: Sie verbinden sich mit demselben Rezeptor wie ein Agonist, aber lösen keine Änderungen der zellulären Eigenschaften aus. Dadurch bleibt der Agonist wirkungslos.
  Partielle Agonisten und Agonist/Antagonisten besitzen einen Ceiling-Effekt, d. h., nach Erreichen eines Wirkungsmaximums führt eine Dosis-erhöhung zu keiner zusätzlichen analgetischen Wirkung.
- Antagonisten wie Naloxon, die keine analgetische Wirkung entfalten und als Notfallmedikation bei morphininduzierter Atemnot verabreicht werden.

> **Die Wirksamkeit der Opioide ist u. a. abhängig von individueller Zahl von Opioidrezeptoren, die von der Substanz besetzt sind. Dies erfordert eine den Patienten angepasste Titrierung.**

Schwache Opioide sind u. a. Codein und Dihydrocodein, Dextropropoxyphen und Tramadol.

- Codein: Opioid-Analgetikum. Zusatzwirkung: Antitussivum. Codein wird normalerweise in der Leber umgewandelt in Morphin. Bei etwa 7 % der Bevölkerung findet aufgrund einer genetischen Disposition dieser Umbau nicht statt und Codein zeigt bei ihnen keine analgetische Wirkung.
- Dihydrocodein: Opioid-Analgetikum. Zusatzwirkung: Antitussivum
- Dextropropoxyphen (gibt es in Österreich nur in Kombinationspräparaten)
- Tramadol: ist ein zentral wirksames Analgetikum. Es ist ein nicht selektiver reiner Agonist an μ-, δ- und κ-Opioidrezeptoren mit größerer Affinität an μ-Rezeptoren. Tramadol wirkt nicht nur über die Opioidrezeptoren sondern auch über die Noradrenalin- und Serotoninrezeptoren.
  Tramadol kann mit jeglichem Medikament der ersten Stufe gegeben werden.
  Die gleichzeitige Gabe von Ritonavir (HIV-Proteinase-Inhibitor, Virostatikum) kann die Plasmakonzentration von Tramadol erhöhen und dadurch zu einer Tramadol-Überdosierung führen.
  Bei gleichzeitiger Gabe von Carbamazepin (Antiepileptikum) kann eine Verringerung des analgetischen Effektes und eine Verkürzung der Wirkungsdauer eintreten.
  Tramadol soll für Kinder unter 14 Jahren eher nicht empfohlen werden.
  Tramundal Retard® Filmtabletten können (im Gegensatz zu anderen Retardtabletten) an der Bruchrille halbiert werden (für ältere Patienten), sollen aber unzerkaut mit ausreichend Flüssigkeit eingenommen werden.

Tramadol in Retardform hat im Vergleich zu Tramadol einige Vorteile: sichere Wirkdauer von 8 bis 12 Stunden, seltener Übelkeit und Obstipation.

- Tilidin (Valoxon®) ist ein mittelstarkes Opioid wie Codein oder Tramadol. Tilidin gibt es als Retardform, dies ermöglicht eine Gabe alle 8 bis 12 Stunden. Eine Höchstdosis soll nicht überschritten werden, da es mehr Nebenwirkungen als Linderung der Schmerzen nach sich zieht.
- Metamizol: ist ein Pyrazolinon-Derivat ohne antiphlogistische Wirkung. Aufgrund der guten allgemeinen, gastrointestinalen Verträglichkeit und der guten antipyretischen, spasmolytischen und analgetischen Wirksamkeit ist Metamizol ein wichtiges Nicht-Opioid in der Tumortherapie.
  Metamizol ist in Schweden, Großbritannien und USA wegen der Granulozytose-Gefahr nicht registriert.
- Man kann die Stufen I und II kombinieren. Man sollte vermeiden, zwei verschiedene Medikamente der Stufe II parallel zu verabreichen.

2.3 Dritte Stufe: für unerträgliche Schmerzen

Die Medikamente der dritten Stufe sind starke Opioide[5]. Die Stufe III wird meistens mit der Stufe I kombiniert und nicht mit der Stufe II.

2.4 Beitrag der Pflegenden

Die Pflegenden unterstützen die medikamentöse Therapie:
- Sie führen oder unterstützen die regelmäßige Einnahme „by the Clock"
- Sie erinnern den Patienten, dass er Eintragungen in sein Schmerztagebuch vornimmt
- Sie unterstützen bei Bedarf die Verabreichung eines Bolus
- Sie erkennen und nehmen die Nebenwirkungen und ihre Intensität wahr
- Sie halten Rücksprache mit dem Arzt wie bei Unklarheiten, Nebenwirkungen, Schmerzspitzen, Schmerzevaluierung, ...
- Sie informieren, beraten, schulen, leiten an und begleiten den Patienten und sein Umfeld über die Schmerztherapie, die Wirkung und Nebenwirkungen, die Verabreichungsarten und die Wirkdauer der Medikamente und die notwendigen Begleitmedikationen, um eine effiziente Compliance zu erreichen.

---

[5] Siehe Kapitel Opioide.

3. Durchbruchschmerz und Schmerzspitzen

Eine Reservemedikation soll immer vom Arzt bekannt gegeben werden. Sie dient der Abdeckung von Schmerzspitzen, hilft bei der Einschätzung einer Dosiserhöhung aufgrund von persistierenden oder zunehmenden Schmerzen. Sie muss der Schmerzgrundmedikation, dem Schmerz und den individuellen Möglichkeiten des Patienten angepasst werden. Meistens bewegt sie sich bei 1/6 bis 1/10 der Gesamttagesdosis, aber in diesem Fall als Medikament mit schneller und kurzer Wirkdauer. Der Patient soll über die Einnahme dieses Bolus gut informiert und geschult werden, damit er nicht unnötigerweise abhängig ist von einer Drittperson, vor allem in der Hauskrankenpflege.

Morphin bleibt das Medikament der Wahl bei chronischen Schmerzen.

Dr. Likar, Präsident der österreichischen Schmerzgesellschaft, meinte 2007: „Bei chronischen Schmerzen haben sich die retardierten Opioide besonders bewährt. (...) Retardierte Opioide sind moderne Medikamente, die nicht nur gut wirksam, sondern auch sicher sind. Vor allem: Entgegen allen Gerüchten und Vorurteilen machen diese modernen Opioide nicht süchtig!"

Opioide

Zu den zentral wirkenden Analgetika zählen das Morphin und seine Abkömmlinge. Die mit dem Opium/Morphin verwandten Analgetika nennt man Opioide. Opioide sind Substanzen, die an Opioidrezeptoren wirksam werden.

 ## 1. Die Medikamente der Dritten Stufe für unerträgliche Schmerzen

- Piritramid, Pentazocin, Pethidin, Alfentanilhydrochlorid, Remifentanil-Hydrochlorid und Sufentanilhydrogencitrat sind für Dauertherapie bei chronischen langanhaltenden Schmerzen *nicht empfehlenswert*.
- Methadon ist ein Opioid. Es wird als Ausweichsubstanz bei Morphinintoleranz von der WHO empfohlen. Es soll alle 8 Stunden eingenommen werden. Das Problem ist eine lebensbedrohliche Kumulationsgefahr im Gehirn, da die Halbwertszeit zwischen 22 und 56 Stunden pendelt. Diese Kumulationsgefahr macht eine Titration schwierig: Heptadon®.
- Levomethadon ist analgetisch doppelt so stark wie Methadon. Levomethadon scheint bei der schwierigen Behandlung von neuropathischen Schmerzen wirkungsvoller zu sein als andere Opioide. Das große Problem ist die Gefahr der Kumulation durch Plasmahalbwertzeiten von 8 bis 80 Stunden (Nauck, 2001).
- Fentanyl ist ein Opioid-Analgetikum. Fentanyl gibt es als Durogesic-Polymer-Matrix-Depot-Pflaster und als Ampullen.
  Die Fentanyl- Janssen® Ampullen zu 0, 1 mg und 0, 5 mg haben kaum Anwendung in der Palliativmedizin.
  Das Durogesic-Polymer-Matrix-Depot-Pflaster ist sehr geeignet für stabile Schmerzen und bei guter Compliance des Patienten in der Hauskrankenpflege und in der Geriatrie.
  Das Depot-Pflaster setzt den Wirkstoff Fentanyl gleichmäßig über die Haut in den Körper über 72 Stunden frei. Durogesic® gibt es als Depot Pflaster mit 12 µg/h, 50 µg/h, 75 µg/h und 100 µg/h Dosierungen. Das Depotpflaster sollte nicht geteilt, zerschnitten oder auf andere Weise beschädigt werden.
  Das Depotpflaster soll vorzugsweise im Bereich des Rückens oder des Oberarmes auf eine, mit warmem Wasser ohne Reinigungsmittel (be-

sonders ohne Alkohol oder anderen Lösungsmitteln), gut getrocknetes Hautareal aufgeklebt werden.

Die maximale Wirkung tritt erst nach 8 bis 16 Stunden ein. Die Wirkdauer beträgt normalerweise 72 Stunden. Es darf aber nicht vergessen werden, dass bei einigen Patienten die Depotwirkung nach 48 Stunden nicht mehr optimal gewährleistet ist. Nach Entfernung des Depotpflasters beträgt die Halbwertzeit ungefähr 16 Stunden.[6] Sollte eine Zunahme der Schmerzen am Tag der Entfernung stattfinden, deutet dies auf eine ungenügende Schmerztherapie. Eine neuerliche Einschätzung ist erforderlich.

Vorsicht:

- Durogesic®-Depotpflaster sollen nicht angewendet werden bei kurzfristigen Schmerzzuständen, bei gleichzeitiger Anwendung von Monoaminooxidase (MAO)-Hemmern oder innerhalb von 14 Tagen nach Beendigung einer Therapie mit MAO-Hemmern und bei schwer beeinträchtiger ZNS-Funktion.
- Durogesic® 12 µg/h-Depotpflaster bei Kindern ab 2 Jahren ausschließlich nach Opioidvorbehandlung und unter Fachaufsicht angewendet werden.
- Vorsicht ist geboten bei Patienten mit Myasthenia Gravis, mit Arzneimittel- oder Alkoholabhängigkeit, mit Hypothyreose, mit Nebennierenrindeninsuffizienz oder mit Prostatahypertrophie. Durchgeführten Studien zeigten, dass bei fast allen Patienten eine Zusatzmedikation mit schnellwirksamen Schmerzmitteln notwendig war, um Schmerzattacken oder Schmerzdurchbrüche abzufangen.
- Die renale Fentanyl-Clearance von älteren oder stark geschwächten Patienten kann vermindert und die Halbwertszeit kann verlängert sein. Sie reagieren oft empfindlicher auf Fentanyl als jüngere Patienten. Pentazocin und Buprenorphin antagonisieren teilweise die Wirkung von Fentanyl.

• Diamorphin (Heroin) wird in Österreich nicht in der Schmerztherapie verwendet (Drogenszenenproblematik). Die Atemdepressionsgefahr ist 3 bis 4 Mal höher als bei Morphin. In Kanada und Großbritannien schätzen die Schmerztherapeuten die sehr hohe Löslichkeit bei subkutaner Therapie. Die höchstmögliche Konzentration einer parenteralen Lösung ist 500 mg/ml.

---

[6] Siehe perkutane/transdermale Gabe.

2. Buprenorphin-HCl

Sehr wirksames Opioid-Analgetikum.

2.1 Vorteil

Buprenorphin hat eine reine hepatische Elimination, dadurch ist Buprenorphin bei terminaler Niereninsuffizienz geeignet. Buprenorphin existiert sowohl als transdermales Depotpflaster mit Matrix und als sublinguale Applikationsform. Dies ermöglicht seinen Einsatz bei Schluckstörungen, Schmerzattacken oder gastrointestinaler Problematik wie Emesis. Äquivalenz laut Fachinformation: 0,2 mg Buprenorphin sublingual entsprechen etwa 10 mg Morphin und 35 µ/h transdermal entsprechen zirka 60 mg Morphin.

2.2 Nachteil

Der Nachteil hat mit seiner Morphinähnlichkeit zu tun. Es ist ein Agonist-Antagonist, besitzt dadurch einen Ceiling-Effekt und kann daher nicht zusammen mit Morphin, Codein oder Dextropropoxyphen gegeben werden. Durch seine starke Rezeptoraffinität kann eine Antagonisierung durch Naloxon schwierig sein. Wenn man von Agonist-Antagonist zu einem reinen Morphinagonisten wechselt, besteht die Gefahr, dass der Patient zwei Tage lang starke Schmerzen hat.

Zweitens bei versehentlichem Schlucken: Inaktivierung.

2.3 Produktname in Österreich und ihre Wirkung

- Temgesic® gibt es als 0, 2 mg und 0, 4 mg Sublingualtabletten und als Ampullen;
- Subutex® gibt es als 0, 4 mg, 2 und 8 mg Sublingualtabletten.
- Ceiling-Effekt bei 3-5 mg/die.
- Wirkungsdauer: 8 Stunden, daher Verabreichung 3x/die.
- Für die Sublingualtabletten ist auf die Mundfeuchtigkeit zu achten.
- Buprenorphin gibt es als Depotpflaster mit Matrix. Die Wirkdauer beträgt normalerweise 96 Stunden: Transec TTS®.[7]

---

[7] Siehe transdermale/perkutane Gabe.

3. Hydromorphon-HCl

Hydromorphon ist ein stark wirksames Analgetikum. Es ist ein Agonist an den My-Rezeptoren. Hydromorphon wird aus dem Gastro-Intestinal-Trakt resorbiert. Hydromorphon kann subkutan und intravenös verabreicht werden.

3.1 Vorteil

• Der Vorteil von Hydromorphon ist, dass es keine Kumulationsgefahr bei Niereninsuffizienz gibt, da es bei Hydromorphon keine wirksame Metaboliten gibt.
• Weniger orthostatische Probleme bei älteren Patienten
• Kein Ceiling-Effekt

3.2 Produktname in Österreich

Hydal® Retard Kapseln und Hydal® 1,3 mg und 2,6 mg Kapseln: Die Kapseln werden unabhängig von der Nahrungsaufnahme mit ausreichend Wasser eingenommen. Die Kapseln sollen im Ganzen mit ausreichend Wasser geschluckt und nicht zerkaut werden. Bei Patienten mit Schluckschwierigkeiten können die Kapseln geöffnet und die Pellets oder Retard-Pellets auf weiche Speisen wie Joghurt gestreut werden. Die Retard-Pellets können auch in wenig Wasser (ca.30ml) innerhalb von maximal 30 Minuten eingenommen werden.
Kontraindikationen sind Hypoxie, schwere obstruktive Atemwegserkrankungen, Koma, Begleittherapie mit Monoaminooxidase-Hemmern oder innerhalb zwei Wochen nach deren Absetzen, paralytischer Ileus, akutes Abdomen. Bei Kindern unter 12 Jahren wird Hydal nicht empfohlen.
Zentral wirksame Medikamente wie Antiemetika, Antidepressiva, Alkohol, Hypnotika, Tranquilizer, Sedativa, Neuroleptika, Antihistaminika und andere Opioide können mit Hydromorphon interagieren und zu einer gegenseitigen Wirkungsverstärkung führen (z. B. in der Form von Sedierung, Atemdepression, etc.).
Die am häufigsten berichteten Nebenwirkungen sind Obstipation und Übelkeit. Obstipation soll präventiv mit einem Laxans behandelt werden. Wenn Übelkeit und Erbrechen beschwerlich sind, können Antiemetika verabreicht werden.
• Dilaudid®
• Hydromorphon Hydrochlorid® Austropharm oder „Ebewe"
• Die höchstmögliche Konzentration für parenterale Lösung ist 20–30 mg/ml.

4. Morphin-HCl

Morphin dient als Referenzsubstanz der WHO bei starken Schmerzen. Morphin hat den großen Vorteil in fast allen Verabreichungsformen vorhanden zu sein. Bei einer Niereninsuffizienz kann es zu einer Kumulation der Hauptmetaboliten kommen. Dies äußert sich in Myoklonien, die störend aber nicht lebensbedrohlich sind.

Morphin wird vierstündlich verabreicht. Man pendelt die Dosis so ein, dass eine Schmerzfreiheit entsteht. Bei Erwachsenen fängt man meistens mit 5 mg/24 h an. Man steigert langsam: 10, 15, 20, 30, 40 mg/die: Ab 100 mg/die findet die Erhöhung in 30 mg-Stufen vierstündlich statt. Es ist möglich, dem Patienten eine „Zwischendosis" zu geben, sollte der Schmerz wieder auftauchen. Die Zwischendosis wird bei Bedarf verschrieben und entspricht der Hälfte der vierstündlichen Dosis. Am Anfang muss die Therapie alle 4 Stunden auf ihre Wirksamkeit kontrolliert werden, um bei Bedarf eine neue Einstellung vornehmen zu können.

Produktname in Österreich

- Orale Lösung: Vendal 5 mg/ml®,
- Filmtabletten: Compensan Retard®, Morphin Hydrochlorid Trihydrat®, Vendal Retard®. Die Retard Filmtabletten dürfen nicht zerteilt werden, da sonst die Retardierung nicht mehr gewährleistet ist.
- Injektionslösung: Vendal® 10 mg, 20 mg, 100 und 200 mg Ampullen, Modiscop® schwach und stark Ampullen. Modiscop® oder Vendal® eignen sich für die s.c.-Therapie. Es ist die ideale Langzeittherapie bei Patienten, denen nichts mehr per Os (wie z. B. bei HNO-Krebs) oder rektal verabreicht werden kann. Die höchstmögliche Konzentration für parenterale Lösung ist 40 mg/ml.

 ## 5. Morphinsulfat

Morphinsulfat ist ein reiner Opiat-Agonist vorwiegend der μ-Rezeptoren im ZNS. Morphin hat auch eine antitussive Wirkung. Bei **älteren Patienten**, bei Patienten mit eingeschränkter Nieren- bzw. stark eingeschränkter Leberfunktion, Hypothyreose und Herzinsuffizienz muss besonders vorsichtig dosiert werden (Dosisreduktion bzw. Verlängerung des Dosisintervalls). Beim Absetzen von Morphin sollte die Dosis ausgeschlichen werden.

Monoaminooxidase-Hemmern sind 14 Tage vor Morphin-Anwendung abzusetzen; Unter Pethidin und gleichzeitiger Gabe von MAO-Hemmern wurden lebensbedrohliche Wirkungen auf das ZNS beobachtet, die auch für Morphin nicht auszuschließen sind. Gleichzeitige Gabe von Cimetidin

hemmt den Abbau von Morphin und führt zu höheren Plasmakonzentrationen. Die Wirkung von Muskelrelaxantien und Antihypertensiva kann verstärkt werden. Die Wirkung von Opiat-Agonisten wird verstärkt, die von Opiat-Antagonisten abgeschwächt.
- Oral verabreichtes Morphin wird normalerweise gut resorbiert. Der Anteil, der durch den First-Pass-Effect in der Leber metabolisiert wird, variiert interindividuell stark.
- Über die Anwendung bei Kindern liegen keine speziellen Studien vor.
- Es gibt keinen Ceiling-Effekt.
- Die erste Therapie sollte, wenn möglich, mit einer oralen Lösung oder mit rasch wirkenden Filmtabletten wie Morapid® begonnen werden; die Dosis wird alle 4 Stunden verabreicht. Erst, wenn die Therapie ausgeglichen/titriert ist, sollte man auf Langzeit-Morphine übergehen. Die erste Mundidol Retard® Dosis sollte 2 Stunden nach der letzten oralen Lösungsdosis genommen werden.

Produktname in Österreich
- orale Lösung: Oramorph®
- Granulat: Mundidol Retard®. Der Inhalt eines Säckchens sollte mit mindestens 10ml Wasser verrührt oder auf weiche Speisen wie Joghurt gestreut werden. Mundidol Retard® Granulat soll alle 12 Stunden verabreicht werden. Das Granulat soll innerhalb von 15 bis 20 Minuten getrunken oder durch eine Sonde fließen, um zu verhindern, dass der Retardeffekt verloren geht (Knipping, 2006).
- Filmtabletten und Kapseln: Kapabloc CSR® Kapseln, Kapanol CSR® Kapseln, M-Dolor Retard® Kapseln, M-long-® Retardkapseln, Morapid® Filmtabletten. Die Morapid® 10mg oder 20mg Filmtabletten sollten mit etwas Flüssigkeit geschluckt werden und können an der Bruchrille geteilt werden. Der Wirkungseintritt von Morapid® erfolgt rasch. Es eignet sich besonders für akute Schmerzzustände bzw. vor schmerzhafter Pflege. Die Wirkung hält ca. 4 Stunden an.
Mundidol Retard® 10mg-, 30mg-, 60mg-, 100mg-, 200mg-Filmtabletten. Die Mundidol Retard® Filmtabletten sollten im Ganzen, unzerkaut mit etwas Flüssigkeit alle 12 Stunden, morgens und abends, bei exaktem Zeitplan geschluckt werden. Zerteilen oder Auflösen der Tablette zerstört das Retard-System; der Wirkstoff würde wesentlich rascher freigesetzt, was zu schweren Nebenwirkungen führen könnte. Die volle Wirkung ist am 4. Behandlungstag zu erwarten.
  - Mundidol Uno Retard® 30, 60, 120 und 200mg Kapseln. Die Kapseln sollten alle 24 Stunden verabreicht werden. Die Kapseln können im Ganzen eingenommen oder deren Inhalt (Retard-Pellets) auf weiche, kalte Speisen gestreut werden. Die Kapseln und deren Inhalt sollen nicht zerkleinert, gelöst, zerstoßen oder zerkaut werden. Bei

Kindern mit schweren Tumorschmerzen wird eine Initialdosis von 0,
4 bis 1, 6 mg/kg pro Tag empfohlen. Die Dosistitrierung sollte wie für
Erwachsene erfolgen.
- In Österreich gibt es keine parenterale Lösung von Morphinsulfat.

6. Nicomorphin

Nicomorphin ist ein Morphin-Derivat und ist ein stark wirksames Analge-
tikum.
Nicomorphin ist bei allen kolikartigen Schmerzen geeignet: Gallenkolik,
Nierenkolik, etc. und verursacht keinen Spasmus.

Produktname in Österreich

Vilan® gibt es als Tabletten, Suppositorien und Ampullen.

7. Oxycodonhydrochlorid

Oxycodon ist ein Opioid-Agonist ohne antagonistische Eigenschaften. Die
therapeutische Wirkung ist analgetisch, anxiolytisch und sedativ. Oxycodon hat keinen Ceiling-Effekt. Oxycodon kann wie Codein von etwa 7 bis
10 % der europäischen Bevölkerung nur langsam oder gar nicht umge-
baut werden.
Oxycodonhydrochlorid wird für Personen unter 20 Jahren nicht empfohlen.
Die Dosierung ist abhängig von der Stärke der Schmerzen, dem vorhe-
rigen Analgetikabedarf, dem Körpergewicht und Geschlecht des Patienten (bei Frauen wurde eine höhere Plasmakonzentration in Studien
festgestellt).
Im Gegensatz zu Morphin-Präparaten kommt es unter Oxycodon zu keinen bedeutsamen Blutspiegel-Erhöhungen von aktiven Metaboliten. Die
Plasmakonzentration von Oxycodon kann jedoch bei Patienten mit eingeschränkter Nieren- oder Leberfunktion erhöht sein. Deswegen sollte die
Dosierung anfänglich vorsichtig erfolgen, d.h. mit einem Drittel bis maximal der Hälfte der üblichen Dosis begonnen werden, unter sorgfältiger
Dosistitration.
Oxycodonhydrochlorid geht in die Muttermilch über und kann Atemdepression beim Neugeborenen verursachen. Oxycodonhydrochlorid darf
daher nicht an **stillende Mütter** verabreicht werden, oder es muss abge-
stillt werden.

Produktname in Österreich

OxyContin Retard® 5, 10, 20, 40 und 80 mg Filmtabletten. OxyContin Retard-Filmtabletten *müssen* im Ganzen eingenommen werden.
OxyNorm® 5, 10 und 20 mg Kapseln sollten alle 4 bis 6 Stunden eingenommen werden.
20 mg orales Morphin entspricht 10 mg oralem Oxycodonhydrochlorid.

 8. Fortlaufende Einschätzung des Schmerzes

Am Anfang muss die Dosis titriert werden, bis die größtmögliche Schmerzlinderung eintritt bei möglichst geringen Nebenwirkungen. Es muss für jeden Patienten gesondert die geeignete Dosis ermittelt werden. Aufgrund der großen individuellen Unterschiede können die empfohlenen Dosen nur als Orientierungshilfe dienen. Die richtige Dosis ist jene, die die Schmerzen kontrolliert und dabei gut vertragen wird. Nach dem Expertenstandard erscheint die Überprüfung der Schmerzintensität, je nach Wirkungseintritt des Analgetikums, nach 40 bis 60 Minuten sinnvoll (Strohbücker, 2005).

8.1 Die Reevaluation basiert auf

- täglicher Grunddosis, die zu festgelegten Zeitpunkten gegeben wird
- der benötigten Reservedosis, die bei Schmerzdurchbruch gegeben wurde
- Aussagen des Patienten
- Schmerzerfassung
- Nebenwirkungen
- Organfunktionsänderung
- Therapeutischen Zusatzmaßnahmen
- einer engmaschigen Beobachtung des Patienten, da die individuell notwendige Dosis sich von den Richtwerten sehr unterscheiden kann.

8.2 Bis die optimale individuelle Dosis

gefunden ist, sollten möglichst keine Retard-Präparate benützt werden, die eine schnelle Titrierung verhindern.
Eine Dosis Reduzierung kann bei zunehmender Niereninsuffizienz notwendig sein. Eine Leberfunktionsstörung hat keinen Einfluss auf den Opioidmetabolismus.
Bei einer Umstellung von oraler auf eine subcutane Opioidtherapie sollte nicht mehr auf eine retardierte transdermale Gabe gewechselt werden (Knipping, 2006).

8.3 Parallel

zur fortlaufenden Einschätzung des Schmerzes muss eine fortlaufende
Kontrolle des Informationsstandes des Patienten, seiner Vertrauenspersonen und des Pflegeteams stattfinden. Eine gute Schmerztherapie kann
nur in Zusammenarbeit stattfinden.

 # 9. Opioidrotation

9.1 Kann notwendig werden

• Wenn keine optimale Schmerzkontrolle zu erzielen ist
• Bei Opioidtoxizität
• Wenn die Dosis sehr hoch wird: Verabreichung wird schwierig.

9.2 Es Bedarf einer neuen Einstellung

• Grunddosis
• Reservedosis
• Fortlaufende Schmerzerfassung
• Patienten-, Vertrauensperson- und Personalschulung
• Benützung einer Äquivalenztabelle. Mundipharma hat eine Umrech-
  nungstabelle für Opioide erstellt.
• Als Grundsatz gilt, dass bei Wechseln von einem Opioid zu einem an-
  deren die neue Dosis zuerst um zirka 30 % reduziert und dann wieder
  langsam gesteigert wird.

Da die Kreuztoleranzen zwischen zwei Opioiden anscheinend nicht immer vollständig sind, muss mit erneuten negativen Nebenwirkungen gerechnet werden.

 # 10. Opioide – zentrale Wirkung

10.1 dämpfend

• Wirkung auf den Thalamus und seine Projektionen zum Kortex:
  – Dämpfend
  – Analgetisch
• Wirkung auf das Stammhirn:
  – Sedativ, hypnotisch und narkotisch
• Wirkung auf die vegetativen Zentren in der Medulla Oblongata:
  – Atemdepression
  – Antiemetisch (Späteffekt)
  – Hemmung der sympathischen Reflexe.

- Wirkung auf das Rückenmark:
  - Analgetisch
  - Hemmung von Fluchtreflexen.
- Wirkung auf das limbische System: Linderung des Schmerzerlebens.

10.2 erregend

- Wirkung auf Medulla Oblongata, peri-aquäduktales Grau und Raphe-Kerne:
  - Analgetisch und Unterdrückung von Fluchtreflexen durch verminderte Hemmung.
- Wirkung auf Brechzentrum:
  - Emetisch (Früheffekt)
- Wirkung auf Oculomotorius-Kern:
  - Miosis (Verkleinerung der Pupille).

Gewöhnung (Toleranz) entwickelt sich nur hinsichtlich der zentral dämpfenden Wirkungen.

11. Morphium – periphere Wirkung

Steigerung des Tonus der glatten Muskulatur:
- Magen: Pyloruskonstriktion → verzögerte Magenentleerung
- Darm: segmentale Einschnürungen → Obstipation
- Ureter: Konstriktion
- Harnblase: Kontraktion, v. a. des Sphincters Vesicae → Harnverhalten
- Gallenblase: Konstriktion der Blasenmuskulatur und des Sphincters Oldi.

12. Opioide und Toleranzentwicklung

Je länger die Behandlungsdauer desto
- kleiner die Steigerungsraten
- länger die Zeitspannen ohne notwendige Dosissteigerung
- größer die Wahrscheinlichkeit einer möglichen Dosisreduktion
- größer die Wahrscheinlichkeit, die Medikation überhaupt stoppen zu können
- höher der Opioiddosisbedarf bei laufender gut kontrollierter Schmerztherapie ist, ist dies meistens auf eine Tumorprogression zurückzuführen.

Probleme:
- Erbrechen trotz Verschreibung gastrokinetischer Antiemetika: Metoclopramid, Domperidon

• Unüberwindbare Aversion des Patienten gegenüber dem Wort Morphium.

Eine Toleranz entwickelt sich schnell für Symptome wie Übelkeit und Schlaftrunkenheit. Dies erklärt den Rückgang dieser Nebenwirkungen innerhalb einiger Tage. Es entwickelt sich aber keine Toleranz für Obstipation, deswegen muss sie immer präventiv mitbehandelt werden. Dies sollte den Patienten gut erklärt werden, um eine Erhöhung der Compliance für die medikamentöse Therapie zu erzielen.

 ## 13. Zu vermeidende Opioid-Nebenwirkungen

Der Patient muss die Nebenwirkungen von Opioiden kennen und verstehen, um manchem vorbeugen zu können, um sich nicht unnötig Sorgen zu machen. Besonders, wenn der Patient und seine Angehörigen wissen, dass viele Nebenwirkungen am Beginn der Behandlung auftreten und nach kurzer Zeit nachlassen, kann er agieren, anstatt nur zu reagieren. Er hat damit eine Kontrollmöglichkeit in der Hand.
Bei richtiger Dosierung wird das Bewusstsein des Patienten nicht durch eine Opioidtherapie getrübt. Der Patient kann genau so klar denken, wie er es vor der Therapie konnte. Er kann seine Umwelt gezielt wahrnehmen und selbst Entscheidungen treffen.

13.1 Obstipation – Verstopfung

Durch einen erhöhten Muskeltonus im Magen-Darm-Trakt, der mit einem Rückgang der Peristaltik einhergeht, entsteht eine Obstipation.
Eine Obstipation soll von Anfang an verhindert werden. Sie tritt bei Opioidgabe immer auf. Opioide hemmen die Sekretion und Absorption im Dünn- und Dickdarm, dies verursacht eine Entnahme von Wasser im Darm. Sie ist die wichtigste und hartnäckigste Nebenwirkung von Opioiden. Die Opioide binden sich an die Opioidrezeptoren sowohl im Darm als auch im zentralen Nervensystem (ZNS).
Die Laxanzien[8] müssen so lange gegeben werden, solange die Opioidtherapie notwendig ist.
Füll- und Quellmittel sowie Ballaststoffe erhöhen zwar das Stuhlvolumen, indem sie Wasser im Stuhl zurückhalten, aber sind bei meist reduzierter Trinkmenge, Appetitlosigkeit und Bewegungsmangel nur bedingt einsetzbar. Die Gefahr bei nicht ausreichender Flüssigkeitszufuhr ist ein Verklumpen der Quell- und Ballaststoffe. Dies führt zu einer Darmverschlusssymptomatik.

---

[8] Siehe Kapitel über Obstipation.

Eine Obstipation kann außerdem die optimale Resorption von Medikamenten verhindern.

13.2 Erbrechen und Übelkeit

Erbrechen und Übelkeit kommen mit einer Inzidenz von 20% bei einer Opioidtherapie vor. In 30% der Fälle verschwinden Erbrechen und Übelkeit in den ersten 8 Tagen von alleine. Die Mittel der Wahl[9] sind Metoclopramid und Haloperidol.
Vorbeugend wird benützt:

- **Metoclopramide:**
Metoclopramid ist ein Dopamin-Antagonist und ein Magen-Darm-motilitätsfördernder Stoff. Metoclopramid hilft bei Erbrechen oder Übelkeit, die in zeitlichem Zusammenhang mit Nahrungs- oder Medikamenteneinnahme auftreten.

- **Haloperidol:**
Haloperidol ist ein Butyrophenon-Derivat und Neuroleptikum. Als Neuroleptikum setzt es sich an den opioidaktivierten Dopaminrezeptoren an und dämpft das Brechzentrum.

- **Cyclizin:**
Cylizin ist Antihistaminikum und Antiemetikum. Antihistaminika beeinflussen direkt das Brechzentrum im Gehirn. Ein Nebeneffekt von Antihistaminika ist u. a. die Mundtrockenheit. Mundtrockenheit ist unangenehm und kann zu Entzündungen führen bzw. Zahnprothesen werden schlechter vertragen.

- **Triflupromazin:**
Triflupromazin ist ein Phenothiazin-Derivat und Neuroleptikum.
Triflupromazin ist besonders geeignet, wenn der Patient normalerweise unter Reisekrankheit leidet.

- **Ondansetron:**
Ondansetron ist ein Serotonin-Antagonist und Antiemetikum. Ondansetron wirkt einerseits peripher und beschleunigt die Magenentleerung. Anderseits wirkt Ondansetron zentral.
Wenn Übelkeit oder Erbrechen länger als 10 Tage anhalten, ist eine andere Ursache als Morphin zu suchen.

13.3 Mundtrockenheit

Bis zu 40% der Patienten klagen unter Opioidtherapie über Mundtrockenheit[10].

---

[9] Siehe Kapitel Nausea und Vomitio.
[10] Siehe Kapitel Mundpflege.

13.4 Sedierung – Schlaftrunkenheit

Eine gesteigerte Schlafbereitschaft ist von vornherein da, und kommt einerseits durch die zentrale Wirkung von Opioiden und anderseits von einem Nachholbedarf an Schlaf. Nach ein paar Tagen verschwindet sie für gewöhnlich. Der Patient, seine Vertrauenspersonen und das Personal sollen gut informiert werden, um unnötige Ängste zu vermeiden. Wenn die Therapie gut eingestellt ist, und die Schlaftrunkenheit wiederkommt, sollte man zuerst die Dosis reduzieren, alle eingesetzten Medikamente überprüfen und eine Nierenfunktionsstörung in Betracht ziehen.
Die opioidinduzierte Sedierung muss von der Sedierung durch Störung des Flüssigkeitshaushaltes, Hyperkalzämie, Niereninsuffizienz, Hirnmetastasen, Sepsis oder fortschreitende Tumoren unterschieden werden.

13.5 Miosis – Pupillenverengung

Opioidgabe führt zu einer Pupillenverengung. Sollten die Pupillen nur mehr stecknadelgroß sein, sollte eine Dosiserhöhung gut überlegt und vom Zustand des Patienten und Kontext abhängig gemacht werden: was ist bei diesem Patienten die Zielsetzung der Therapie?

13.6 Verwirrtheit, Halluzinationen und Albträume

kommen besonders bei älteren Patienten vor. In diesen Fällen sollte die Morphindosis reduziert und bei Bedarf **Haloperidol** dazu gegeben werden. Etwas mehr als 1 % der Patienten leiden unter diesen Nebenwirkungen. Da sie seltene Nebenwirkungen sind, sollten alle möglichen anderen Ursachen mit einer Differenzialdiagnose ausgeschlossen werden. Wenn sie bei einem Opioid auftreten, wird es meistens auch bei den anderen so sein. Was Halluzinationen, Albträume, Verwirrtheit und sogar Manien hervorgerufen hat, war Kokain, das früher üblicherweise in vielen schmerzlindernden Mixturen beigemischt wurde.

13.7 Atemdepression

tritt nicht auf, wenn die Therapie gut eingestellt ist. Morphin verhindert die Polypnoe, die oft mit den Schmerzen einhergeht, führt aber klinisch zu keiner Atemdepression. Kommen zusätzlich andere schmerztherapeutische Verfahren wie Nervenblockade zum Einsatz, ist mit einem niedrigeren Opioidbedarf zu rechnen. Eine neue Titrierung ist notwendig. Sollte nach einer Nervenblockade eine opioidbedingte Atemdepression auftreten, ist der Einsatz von einem reinen Antagonisten, einem Antidot wie Naloxon überlegungswert.
Bei alten Menschen, Neugeborenen und Patienten mit stark reduziertem Allgemeinzustand sollen die Einstiegsdosierung und Dosisanpassungen niedrig sein: „Start low – go slow" (Krähenbühl, 2004).

Bei erstmaliger Gabe von Opioiden bei gleichzeitiger Sedativumtherapie
soll der Patient mit besonderer Aufmerksamkeit beobachtet werden.
Müdigkeit und Konzentrationsstorungen treten vor einer Beeinträchti-
gung der Atemfunktion auf.
Bei einer Atemdepression kommt es zu Bradypnoe (unter 10 Atemzüge
pro Minute) bei gleichzeitiger Beibehaltung oder Vertiefung des Atemzug-
volumens.
Eine Maßnahme zur Erhöhung der Atemfrequenz ist das Ansprechen des
Patienten mit der Aufforderung zum Einatmen (Klaschik, 2005).
Wenn Naloxon gespritzt wird, muss daran gedacht werden, dass die anal-
getische Wirkung des zuvor verabreichten Opioids aufgehoben wird.
Bekommt einen Patienten Naloxon, darf er niemals allein gelassen wer-
den und er benötigt eine engmaschige Überwachung.

13.8 Schwitzen

Schwitzen tritt oft vermehrt auf, ist multifaktoriell bedingt und störend.
Schwitzen wird oft im Zusammenhang mit Lebermetastasen beobachtet.
Vor einer medikamentösen Therapie auch mit geringster Dosis Glukokortikoid (Prednisolon) oder mit Anticholinergika oder Neuroleptika (Thioridazin), sollte eine schweißreduzierende Ganzkörperwaschung mit Salbei erfolgen.

13.9 Gewohnheit, Sucht – psychische Abhängigkeit

Sucht ist ein psychisches Phänomen, das sich aus dem krankhaften Verlangen nach einer Wiederholung des „High-Seins" ergibt. Orale Verabreichung, s.c. oder i.m. Spritze von Opiaten (einschließlich Heroin) haben
keine solche Wirkung. Wenn kein Gefühl des „High-Seins" vorhanden ist,
kann auch keine Abhängigkeit entstehen.
Sollte eine Opioidtherapie geplant beendet werden, soll die Dosisredu-
zierung schrittweise erfolgen.

 14. Medikamentenkombination

Bei richtiger Kombination von Opioiden mit anderen Medikamenten wird
die Wirkung der einzelnen Medikamente verstärkt bzw. die gesamte
schmerzlindernde Wirkung gesteigert und unvermeidbare Opioidneben-
wirkungen werden präventiv in Angriff genommen.

Pharmakologische Methode – andere Schmerzursachen

1. Neuropathischer Schmerz, besonders Deafferentierungsschmerz

NSAID sind zur Behandlung neuropathischer Schmerzen eher ungeeignet. Die Behandlung von neuropathischem Schmerz soll so früh wie möglich anfangen, um Chronifizierung und Schmerzgedächtnis zu verhindern.

1.1 Bei anhaltenden Schmerzen

Anxiolytika oder andere Antidepressiva haben eine analgetische Wirkung bei schwacher Dosierung.
- Clomipramin ist ein trizyklisches Antidepressivum
- Amitriptylin ist ein trizyklisches Antidepressivum, das stimmungsaufhellend und angstlösend ist und bei brennenden Schmerzen und Allodynie wirkt
- Imipramin ist ein trizyklisches Antidepressivum, das stimmungsaufhellend und angstlösend wirkt und zusätzlich den Antrieb steigert
- Maproptilin ist ein tetrazyklisches Antidepressivum und hat dadurch weniger anticholinerge Nebenwirkungen.
Sie alle erhöhen die Schmerzgrenze.

1.2 Für stechende, einschießende, stromschlagartige, lanzinierende Schmerzen

können Antiepileptika benützt werden:
- Carbamazepin ist ein Antiepileptikum, wirkt analgetisch. Es kann aber zentralnervöse Störungen wie Doppelbilder, Ataxie, Gehstörungen, Sedierung, Schwindel, Übelkeit und Erbrechen in der Folge verursachen.
- Gabapentin ist zur Behandlung von peripheren neuropathischen Schmerzen wie schmerzhafter diabetischer Neuropathie und postherpetischer Neuralgie bei Erwachsenen indiziert. Gabapentin aktiviert die Kalziumkanäle im ZNS-System. Es scheint weniger Nebenwirkungen zu haben als andere Antiepileptika. Bei älteren Patienten bzw. bei Patienten mit reduzierter Nierenfunktion kann es zu Somnolenz, peripheren Ödemen und Asthenie kommen. Laut Fachinformation der Pharmafirma kann es bei gleichzeitiger Gabe von Gabapentin mit aluminium- und magnesiumhaltigen Antazida zu einer Reduzierung der

Gabapentin-Bioverfügbarkeit kommen. Deswegen soll Gabapentin in mindestens 2-stündigem Abstand zur Einnahme eines solchen Antazidums stattfinden. Gabapentin gibt es als Neurontin® 300 mg Kapseln.

- Pregabalin wird langsam über 3 bis 7 Tagen eingeschlichen. Pregabalin wird hauptsächlich über die Nieren ausgeschieden. Die Pregabalin-Clearance ist direkt proportional zur Kreatinin-Clearance. Entsprechend ist die Dosis der Nierenfunktion anzupassen. Die Anwendung für Patienten unter 17 Jahren wird nicht empfohlen. Bei Patienten, die einen Diabetes haben, kann es unter Pregabalin am Anfang der Therapie zu einer Gewichtszunahme kommen. Pregabalin kann zu Benommenheit und Schläfrigkeit führen: Achtung Sturzgefahr. Pregabalin gibt es als Lyrica® 25, 50, 75, 100, 150, 200 und 300 mg Hartkapseln. Lyrica wird auch bei generalisierten Angststörungen bei Erwachsenen angewendet. Laut Fachinformation kann es, bei der Behandlung von zentralen neuropathischen Schmerzen aufgrund einer Rückenmarkverletzung zu erhöhter Schläfrigkeit kommen.
- Clonazepam ist ein Benzodiazepin-Derivat und zentrales Muskelrelaxans. Es hat als Nebenwirkung eine bronchiale Hypersekretion.

Wegen der Sedativwirkung werden alle diese Medikamente schrittweise gesteigert.

1.3 TENS

Die transcutane-elektrische Neurostimulation kann auch eine Linderung bringen. Bei niederfrequenter Stimulation (2 bis 5 Hz) werden Endorphine ausgeschüttet.

1.4 Periphere regionale Katheter

Ein peripherer regionaler Katheter mit kontinuierlicher oder/und individueller Opioidgabe kann in akuten unkontrollierbaren Schmerzzuständen angelegt werden

- an den oberen Extremitäten (Interscalenäre oder axilläre Plexusblockade, Nervus Supra Scapularis Blockade)
- an den unteren Extremitäten (Femoralisblockade, Proximale anteriore, posteriore und laterale Ischiadicusblockade, Psoas-Kompartment-Blockade, distale laterale und dorsale Ischiadicusblockade)

PCA-Pumpen ermöglichen sehr oft eine schmerzfreie Mobilisation. Da sie ein erhebliches Infektionsrisiko für den Patienten darstellen, sollten die Pflegepersonen mehrmals täglich die Hauteinstichstelle des Katheters auf Schmerzen, Fehllage, Infektion, Sekretaustritt und Dislokation kontrollieren. Die Liegedauer soll so kurz wie möglich sein. Die durchschnittliche Liegedauer beträgt 40 Stunden.

2. Plexusneuropathien

Die Beeinträchtigung des Plexus Cervicalis bei Lungenkarzinomen oder des Plexus Sacralis bei Krebs im kleinen Becken kann sehr unterschiedliche sensomotorische Symptome ergeben. Meistens kommt es zu Veränderungen im autonomen Nervensystem. Die Schmerzintensität ist steigend und spricht auf normale Schmerztherapie nicht an. Diese Schmerzen sind für den Patienten, seine Angehörigen und für das Pflegepersonal besonders entkräftend und zermürbend.

2.1 Plexus Cervicalis Neuropathien

Eine frühzeitige Diagnose ist im Bereich des Plexus Cervicalis besonders wichtig, da die Behandlung der Schmerzen sich äußert schwierig gestaltet. Der Internist sollte bei Risikopatienten mit langanhaltenden Schulter- oder Armschmerzen, die in manchen Fällen von Dysästhesie begleitet sein können, auch an die Möglichkeit eines Lungenkarzinoms denken. Nach einer Studie des Memorial Sloan-Kettering Cancer Center in New York wurden fast alle Patienten, die an einem sekundären Pancoast-Syndrom litten, mehrere Monate (bis zu 3 Jahre) lang, auf Osteoarthritis oder Bursitis (Schleimbeutelentzündung) der Schulter behandelt, bevor Lungenkrebs diagnostiziert wurde.

2.1.1 Begleitsymptome können sein
- Schmerzen (sehr oft in den Dermatomen von C7–C8)
- Muskelschwäche
- Trophische und vasomotorische Störungen wie Schweißausbrüche, Kälteempfindung, Haut- und Nägelatrophien
- Lymphödeme der oberen Extremitäten. Dieses Anzeichen tritt seltener und spät auf.

2.1.2 Ursachen
- Tumorinfiltration: Karzinom im Bereich des oberen Lungenlappens, Mammakarzinom, Supraklavikularlymphknotenbefall
- Fibrose als Folge einer Strahlentherapie, besonders wenn die Gesamtdosis über 6000 Gray war.

2.1.3 Therapien
- In den meisten Fällen ist eine Kombination von mehreren Medikamenten notwendig wie Analgetika: NSAID, Narkotika, Kortikoide, Antidepressiva, Antiepileptika
- Palliative Strahlentherapie bei Patienten, die noch keine Strahlentherapie gehabt haben, auch wenn diese selbst eine Fibrose verursachen kann.

- Sympathikusblockade. Bezüglich der Wirkung bei Lymphknotenbefall gibt es Meinungsdifferenzen darüber, ob sich der Aufwand lohnt.
- Epidurale Injektionen von Kortikoiden können helfen.
- Chirurgie: Vor- und Nachteile sind hier gut abzuwägen und mit dem Patienten zu besprechen.

2.2 Plexus Sacralis Neuropathien

Auch im Bereich des Plexus Sacralis ist es oft schwer, bereits zu Beginn die Differenzialdiagnose zu einer radikulären Spinalverletzung zu stellen. In 15 % der Fälle war aufgrund der Schmerzen die Diagnose eines Tumors möglich.

2.2.1 Begleitsymptome können sein

- Dumpfer Schmerz (70 % der Fälle). Dieser Schmerz entwickelt sich innerhalb von Wochen oder Monaten zu einer Gefühllosigkeit oder zu Dysästhesien in den Beinen, mit oder ohne Muskelschwäche,
- Muskelschwäche der unteren Extremitäten (in 70 % der Fälle), bis hin zu Lähmungserscheinungen,
- Sensibilitätsverlust in den unteren Extremitäten oder im Analbereich,
- Reflexasymmetrie,
- Lymphostase in den unteren Extremitäten, besonders häufig bei Tumormassen, die die Vena Cava Inferior oder die Vena Iliaca Externa komprimieren,
- Harn- und/oder Stuhlinkontinenz.

2.2.2 Ursachen

- Alle Krebserkrankungen des kleinen Beckens
- Knochenmetastasen

2.2.3 Therapien

- Siehe oben
- der anhaltenden und schwer zu behebenden Durchfälle[11]
- der Dysurie[12]

 # 3. Mischschmerzen

Bei Krebs- sowie bei AIDS-Patienten sind die Schmerzen oft gemischt. Hier ist es notwendig, eine kombinierte Therapie zu verordnen.

---

[11] Siehe Kapitel Durchfall.
[12] Siehe Kapitel Harnwegssymptome.

4. Schwierige Schmerzen

In verschiedenen Fällen muss man Zusatztherapien, adjuvante Therapie verordnen:

- Entzündungshemmer ohne Steroide
- Glukokortikoide wie Dexamethason reduzieren die Kapillarpermeabilität und dadurch die Ödembildung bei Hirnödem, Nervenkompression oder Rückenkompression. Zusätzlich wirken sie appetitanregend und psychostimulierend. Dexamethason soll bei Herpes Simplex Infektion, besonders im Auge nicht verwendet werden. Vorsicht ist bei Diabetes, Infektion, Osteoporose oder Magenulzera geboten.
- Bisphosphonate wie Ibandronsäure und Clodronsäure lindern Knochenschmerzen, die durch Osteolysen verursacht werden. Bisphosphonat erreicht eine Reduzierung des Schmerzes durch Senkung der tumorbedingten Hyperkalzämie, zum Beispiel bei Lungen-Carcinom, Mamma-Carcinom, multiplem Myelom. Bisphosphonate müssen langsam gegeben werden und bei Niereninsuffizienz muss eine Reduzierung der Dosis erfolgen.
- Calcitonin als Gegenspieler des Parathormons hemmt den Knochenabbau und fördert die Knochenbildung durch Osteoblasten. Dadurch wirkt es sich günstig auf Knochenmetastasen und Osteoporose aus. Besonders vorteilhaft ist dabei der analgetische Effekt. Calcitonin gibt es auch als Nasal Spray.
- Ketamin ist ein Injektionsnarkotikum und Sympathikoton. Es kann bei neuropathischen Schmerzen helfen. Eine unerwünschte Nebenwirkung ist die Hypersalivation. Ketamin hat eine sehr gute parenterale, aber eine niedrige orale oder rektale Bioverfügbarkeit. Ketamin kann mit Nicht-Opioidanalgetika kombiniert werden. Ketamin hat ein Synergieeffekt mit Opioid der Stufe III. Dies bedeutet, dass eine Dosisreduktion am Beginn der Therapie stattfinden soll. Bei subcutaner Gabe besteht die Gefahr einer Reizung an der Einstichstelle, deswegen soll Ketamin subcutan über eine Pumpe erfolgen.
- Baclofen ist ein zentrales Muskelrelaxans, das bei neuropathischen Schmerzen eine Linderung bringen kann.
- Knochenmetastasen können eine Erhöhung des Tonus der quergestreiften Muskulatur verursachen, der mit Muskelrelaxantien wie Tetrazepam gelindert werden können.
- Antidepressiva wirken analgetisch. Sie hemmen die selektive Serotonin- und Noradrenalin-Wiederaufnahme (SSNRI). Die Wirkung tritt nach 2 bis 4 Tage ein. Venlafaxin als SSNRI wurde bei Tumorschmerzen erfolgreich eingesetzt (Nauck, 2006). Seine Wirkung als Schmerzmittel scheint effizienter zu sein als die von reinen selektiven Serotonin-Wiederaufnahme-Hemmern (SSRI) wie Sertralin, Fluoxetin, ...

- HNO-Erkrankungen brauchen oft eine Komedikation wie Morphin + Antiepileptika für die Deafferentierungsschmerzen (nach Strahlentherapie) + Kortikoide, um Ödeme zu verringern, und Antibiotika gegen Infektionen.

Ein Grundsatz soll trotzdem bleiben: **Polypragmasie vermeiden.**

 ## 5. Hartnäckige Schmerzen

Wenn man die Schmerzen schlecht oder nicht einstellen kann, sollte man sich fragen:
- Nimmt der Patient seine Medikamente?
- Sind alle Schmerzursachen bekannt. Welche könnten fehlen: Spontanfraktur, Darmverschluss, Harnretention, ...?
- Soll man eine Zusatztherapie verschreiben?
- Gibt es möglicherweise therapiebedingte Schmerzen nach Chirurgie, Bestrahlung oder Chemotherapie?
- Kann der Patient von einer anderen Therapie profitieren: Chirurgie, Massage, Strahlen- oder Entspannungstherapie, usw.
- Soll man, um die Lage besser zu verstehen, einen Kollegen konsultieren?
- Ist der physische Schmerz vielleicht ein Vorwand, um von anderen Komponenten des globalen Leids abzulenken? Sollte man mit dem Patienten darüber reden?
- Schlussendlich gibt es ganz wenige Fälle von hartnäckigen Schmerzen, die kompliziertere Therapien brauchen, wie z. B. intrathekales oder intraventrikuläres Morphin oder Neuroblockade.

Wenn jemand über Schmerzen klagt, stellt sich zusätzlich die Frage, ob der Betroffene damit versucht, noch ein anderes Bedürfnis zum Ausdruck zu bringen, wie z. B. nicht beachtetes spirituelles, finanzielles, familiäres oder soziales Problem.

Nauck beschreibt die Terminalphase als „den Zeitpunkt von einigen Wochen, manchmal Monaten vor dem Tod, in denen die Aktivität des Patienten durch die Erkrankung zunehmend eingeschränkt ist" (Nauck, 2003). Schmerzen in der Terminalphase können sich aufgrund von Tumorwachstum, Organinsuffizienz, Angst, Liegeschmerz und Kachexie schnell verändern. Eine engmaschige Erfassung und Titrierung muss stattfinden, ohne den Patienten unnötig damit zu belasten.

Fehler bei der Behandlung von Karzinomschmerz

- **Verwechslung** von Malignomschmerz und Schmerzen anderer Ursache.
- **Unvermögen,** nicht-medikamentöse Behandlung in Erwägung zu ziehen.
- **Unvermögen,** jeden Schmerz individuell einzuschätzen und notfalls mehrere verschiedene Behandlungsmethoden gleichzeitig anzuwenden.
- **Annahme,** dass Morphin alles kann. Manche Schmerzen reagieren schlecht auf Morphin. Bei manchen Schmerzen ist die Kombination mit anderen Medikamenten zielführend.
- Häufiges, sinnloses **Wechseln** von Medikamenten, anstatt eines bezüglich Dosis und Zeitplan zu optimieren.
- **Sinnlose** Medikamentenkombinationen.
- **Nicht-Wissen** einiger weniger wohlbekannter pharmakologischer Grundregeln, z. B.:
  - Äquivalenzen.
  - Wirkungsdauer von Medikamenten
  - Agonist – Antagonist
- **Abneigung,** Suchtgifte zu verschreiben.
- **Verkleinerung** des Intervalls zwischen einzelnen Einnahmen statt Dosissteigerung.
- **Gabe** von Injektionen, obwohl der Patient schlucken und resorbieren kann.
- Das Medication Appropriateness Index (MAI) von Frick als Assessmentinstrument fragt nach
  - dem Sinn der Indikation
  - der Effektivität des Arzneimittels
  - der richtigen Dosierung
  - der Anwendbarkeit und dem Anwendungsbereich
  - den Synergien
  - der Dauer der medikamentösen Therapie
  - den Alternativen und ergänzenden Möglichkeiten.

Pflege

*Hand in Hand mit der Therapie sollte eine
hochqualifizierte Pflege einhergehen.
Pflege ist zu verstehen als eine „menschliche
Antwort" auf ein menschliches Problem.*

Sr. Antonine Erharter

Ziel der Palliativpflege

Pflege als Dienstleistung von Menschen für Menschen im Auftrag der Gesellschaft **muss** in einen ethischen Rahmen eingebettet sein.
Care-Ethik in der Pflege findet auf verschiedenen Ebenen statt:
- Ebene des Informationsinhalts: Wahrheitsproblematik: Wie reagiert eine Pflegeperson auf eine Aussage wie: „Ich muss sterben".
- Ebene des Mitspracherechts des Patienten bei der Behandlungsplanung und Durchführung.
- Ebene der nonverbalen Aspekte: Stimme, Betonung und Aussprache, Mimik und Gestik, Körperkontakt, Kommunikation durch Objekte (Berufskleidung kann Macht bedeuten), Kommunikation durch räumliche Distanz (das Dienstzimmer ist abgesperrt). Passen die verbale und nonverbale Kommunikation zusammen?

Cure **and** Care und nicht entweder...oder
- Cure and Care ist nicht gleichbedeutend mit Behandlungsverzicht: Harnwegsinfekt bei einem Menschen mit fortgeschrittenem Carcinom.
- Cure and Care ist nicht nur Schmerztherapie sondern erfasst der Mensch mit Pflegebedarf ganzheitlich. Der Pflegebedarf selbst kann nie ganzheitlich erfasst werden.
- Cure and Care ist nicht nur Sterbebegleitung. Es ist vor allem Lebensqualität und Wohlbefinden.

Pflegende sollen nie vergessen, dass ein Mensch nicht nur krank oder nur gesund ist. Jeder hat seine Defizite und seine Ressourcen.
Es soll Ziel der Pflege sein, eine Brücke zu den Patienten als Menschen zu bauen. Pflegenden respektieren ihn so, wie er ist, und begegnen ihm mit Empathie.
Ziel der Pflege ist es, den Menschen mit all seinen physischen, psychischen, sozialen und geistigen Bedürfnissen, Befindlichkeiten, Möglichkeiten und Ressourcen (eigene und jene, die er in Anspruch nehmen kann) so zu unterstützen, dass er in seiner aktuellen Situation ein Höchstmaß an Lebensqualität, Wohlbefinden und Symptomkontrolle erfahren kann. Weiters soll dem Patienten Autonomie und Selbstbestimmung erhalten bleiben. Der Mensch soll im Mittelpunkt stehen. Pflege ist immer eine Interaktion zwischen zwei einzigartigen Individuen. Eine Interaktion zwischen Pflegeperson und Patient ist nie reproduzierbar.

Zur Verstärkung der Salutogenese ist es notwendig, auf ein breites Spektrum an Methoden und auf ein profundes Wissen zurückgreifen zu können. Nur so bleibt genug Zeit und Platz

- für die Anerkennung des Menschen im Patienten.
- für Kreativität, um die Alltagsprobleme bewältigen zu können.
- für Reflexion über das Handeln. Eine Handlung ist sowohl ein Tun als ein Unterlassen. Jede Pflegeperson kann nur für ihr eigenes Handeln verantwortlich sein. Nie für das Handeln jemandes anderen.
- für Eigenständigkeit: therapeutische Pflege in einem therapeutischen Gesamtkonzept
- für Professionalität: Kompetenz wird nur durch fundiertes Wissen, Reflexion und Eigenerfahrung erworben.

1. Entscheidungen

Die Entscheidungen in der Palliativpflege müssen unter Berücksichtigung von verschiedenen Prinzipien der Bioethik getroffen werden:

- Prinzip des Wohl-Tuns und des Nicht-Schadens: nihil nocere
- Prinzip des Respekts vor der Person: Selbstbestimmung, Autonomie, Bedürfnisse, Ressourcen, Wünsche, Hoffnungen, Einzigartigkeit der Person und der Situation
- Berücksichtigung biologischer, psychischer, sozialer, spiritueller Aspekte
- Auswirkung auf die Lebensqualität
- Beurteilung der möglichen Komplikationen
- Ermittlung von Risiken/Nachteilen bzw. Vorteilen/Nutzen der Behandlung im Vergleich zum erwarteten Gewinn bzw. Verlust an Lebensqualität: Risiko-Nutzen-Analyse. Zum Beispiel, wenn eine bestimmte Behandlung mit einer Spitaleinweisung verbunden ist.
- Was bedeutet hier Lebensqualität? Lebensqualität ist ein komplexer Begriff. Er berücksichtigt unterschiedliche Aspekte des menschlichen Befindens. Die Beurteilung der Lebensqualität liegt beim Patienten selbst (nie beim Betreuungsteam), denn Lebensqualität basiert auf Erleben und Bewerten. Es gibt verschiedene Fragebogen, die Lebensqualität aufgrund von Aussagen des Patienten erfassen lassen, wie das Freiburger Persönlichkeitsinventar, die Eigenschaftswörterliste (EWL) und andere. Alle diese Fragebögen können aber nie ein Gespräch ersetzen.
- Dafür müssen die Pflegepersonen die Kunst des Inne-Haltens, der Achtsamkeit, der Kreativität und Professionalität leben. Pflege ist nicht nur Fachkenntnisse, sondern sie ist auch eine Kunst: die Kunst des In-Beziehung-Tretens, um eine Ich-Du-Beziehung zu ermöglichen (Martin Buber). „Ich möchte versuchen Deine Sprache zu lernen, um Dein Erleben zu verstehen."

2. Pflegerische Anamnese

Pflegepersonen sollten es sich angewöhnen und es für selbstverständlich erachten, eine pflegerische Anamnese durchzuführen.
Die pflegerische Anamnese besteht in der Palliativpflege mindestens aus drei Komponenten:
- die Erhebung der Lebensgeschichte in groben Zügen
- die Erhebung der Gewohnheiten des Patienten
- die Erhebung der körperlichen Situation

Diese drei Bereiche sind Voraussetzung für Ziele, Planung, Durchführung und Evaluation der Pflege.

2.1 Die Lebensgeschichte

- die Biografie soll wichtige Ereignisse aus dem Leben des Patienten festhalten. Im Vordergrund stehen Fragen nach dem Umfeld, den Bezugspersonen, Schwerpunkten der Tätigkeiten und Interessen einer jeweiligen Lebensphase. Die Antworten sollen uns helfen, die derzeitige Lebenssituation, Lebenskonstellation und das Verhalten des Patienten besser zu verstehen. Die Vergangenheit bestimmt u. a. Entscheidungen und Wünsche für die Terminalphase des Patienten.
- hierher gehört auch die Frage nach der Bedeutung des Wortes Lebensqualität? „Was bedeutet für Sie Lebensqualität?" Daraus ergeben sich Wertskalen, Wünsche und Prioritäten für jetzt und für die Zukunft.
- die Frage nach Beeinträchtigungen, die im Alltag einschränkend wirken können: Sehbeeinträchtigung, Schwerhörigkeit usw.; vor allem die Frage nach der subjektiven Bedeutung dieser Beeinträchtigungen für den Patienten: „was bedeutet es für Sie, gehbehindert zu sein?"

2.2 Die Erhebung der Gewohnheiten des Patienten

Nur wenn wir die Gewohnheiten, Vorlieben und Abneigungen des Patienten kennen, können wir – besonders dann, wenn er nicht mehr kommunizieren kann – ihn in seinem Sinne pflegen.
Diese Erhebung enthält Fragen wie:
- Welche Berührung möchten Sie und welche nicht: Anhand von Körperschemata kann uns der Patient sehr gut zeigen, welche Zonen sind für ihn „Tabuzonen, Partnerzonen, Vertrauenspersonzonen oder offene Zonen". Dies kann uns auch sehr viel über das Körperbild des Patienten sagen.
- Welche Körperpflegegewohnheiten hat er:
  - In welcher Reihenfolge wäscht sich der Patient?
  - Nimmt er gern ein Bad, duscht er, wäscht er sich lieber beim Waschbecken?

- Wann wäscht er sich: in der Früh, am Abend?
- Wie oft wäscht er sich?
- Womit wäscht er sich: nur mit Wasser, Wasser und Seife, Pflege-
  mittel (welche?), Kosmetika. Gibt es Unterschiede zwischen Gesicht
  reinigen und Körper waschen?
- Womit wäscht er sich die Haare, wie will er frisiert werden oder will
  er auf keinen Fall frisiert werden?!?
- Dasselbe gilt für das Putzen der Zähne
  - Mit elektrischer Zahnbürste, Zahnseide, ...
  - Verwendet er kaltes oder lauwarmes oder warmes Wasser
  - Wenn mit Zahnpasta, welche Marke? Möchte er gurgeln, ...
  - Wann: vor oder nach dem Frühstück?
  - Wie oft: ein, zwei, dreimal täglich?
- Welche Kleidungsgewohnheiten hat er? Kleidungsart, Farben, Mate-
  rial, ...
- Wie schläft er? Position, Art des Zudeckens, Rituale, was hilft, wenn er
  nicht ein- oder durchschlafen kann, ...
- Wie sind seine Ausscheidungs- insbesondere die Verdauungsgewohn-
  heiten? Wann und wie oft? benötigt er Hilfsmittel? was hilft ihm, ...
- Welche Gerüche mag der Patient und welche nicht? Die olfaktorischen
  Nerven sind die einzigen, die einen direkten Zugang zum limbischen
  System haben. Das limbische System ist zuständig für die emotionale
  Färbung von Eindrücken. Darum können durch bestimmte Gerüche
  positive oder negative Erinnerungen wachgerufen werden. Dies ist be-
  sonders wichtig für die Aromatherapie.
- Welche Lieblingsgetränke und Speisen hat er? Wie möchte er sie zube-
  reitet haben?
- Welche Musik hört er gern und in welchen Situationen? Was bedeutet
  Musik überhaupt für ihn?
- Welche Hobbies hat er gern ausgeübt, welche hätte er gern ausgeübt?
- Welche Menschen hat er auch in belastenden Situationen gern um
  sich? Gibt es überhaupt solche? Welche Personen möchte er lieber
  meiden?

Besonders wenn ich komplementäre Methoden anwenden will wie Basale Stimulation, Validation, Aromatherapie, Massage, oder wenn ich mit
Patienten arbeite, die sich im fortgeschrittenen Stadium ihrer Erkrankung irgendwann nicht mehr mitteilen werden können, wie Patienten, die
unter ALS, Hirnmetastasen, Zungengrundkarzinom leiden, ist die genaue
Kenntnis jeder kleinsten Gewohnheit wichtig. Nur der Patient selber
kennt sich so gut, dass er uns dies mitteilen kann. Die Angehörigen wissen wahrscheinlich einen Teil davon, aber sicher nur einen Teil. Diese
Anamnese kann nicht sofort und auf einmal aufgenommen werden. Sie

wird im Verlauf der Betreuung ergänzt. Sie sollte aber nicht vernachlässigt werden. Sie ist oft schwierig zu erheben, da es ungewohnt ist, über so intime Gewohnheiten zu reden. Eine gute Übung könnte dazu sein zu probieren, dass jede Pflegeperson sich selber bewusst macht, welche Gewohnheiten sie hat, und diese dann gemeinsam im Team zu kommunizieren. Sie werden staunen, wie viel Unterschiede es geben kann.

2.3 Die pflegerische Untersuchung des Körpers

Nicht nur die Ärzte sollen sich ein Bild über das äußere Erscheinungsbild eines Patienten machen. Dieses Erscheinungsbild liefert der Pflege sehr wichtige Informationen:

- Beschaffenheit und Färbung der Haut in verschiedenen Bereichen
- Mögliche Magen-Darm-Problematik
- Mögliche (ev. auch nur „leichte") Inkontinenzproblematik
- Mögliche Schwierigkeiten beim Bewegen, ...
- Decubitus gefährdete Zonen
- Mögliche Schmerzen: wie geht er, wie liegt er: könnte es sein, dass er Schmerzen hat?

Aber auch über den seelischen, psychischen Zustand des Patienten soll man sich ein Bild machen: wie spricht er? Könnte es sein, dass er sich Sorgen macht, über die er nicht gesprochen hat?

2.4 Zielsetzung, Pflegeplanung, Dokumentation und Evaluation

Möglicherweise hat jede Station ihr eigenes Dokumentationssystem und ihre eigenen Gewohnheiten. Aber Dokumentation sollte selbstverständlich sein. Regelmäßig ist die Pflegephilosophie im Team zu reflektieren: was bedeutet sie konkret für mich als Teammitglied, für uns als Team? Wie ist sie mit bestimmten konkreten Entscheidungen zu vereinbaren? Eine Reflexion ist besonders wichtig, wenn man weiß, dass eine schwierige Situation auf das Team zukommen wird, bzw. im Zusammenhang mit einer schwierigen Entscheidung. Nur so können die Entscheidungen von allen Teammitgliedern getragen werden. Diese Reflexion muss in einem Klima des Respekts, des Vertrauens und der Anerkennung von Andersdenkenden stattfinden.

Anämie – Blutarmut

1. Ursache

- Blutverlust
- Tumorbedingt? Therapiebedingt?
- Eisenmangelanämie

2. Mögliche Begleitsymptome

- Dyspnoe – Atemnot
- Extreme Schwäche: Asthenie, grande Fatigue, Schläfrigkeit, Lethargie
- Thoraxschmerzen, Herzklopfen, thorakales Engegefühl
- Kälteempfindlichkeit, Blässe
- Verwirrtheitszustände

3. Therapie

Einige Fragen sind vorher abzuklären:
- – Wie waren die Hämoglobin-Werte?
- – In welchem Zeitraum ist der Hämoglobinabfall eingetreten?
- – Wie werden die Begleitsymptome erlebt?
- Transfusion?
  - – Hat der Patient schon eine Transfusion bekommen? Wenn ja: waren die Symptome nachher gelindert und wie lange hat die Wirkung angehalten: den therapeutischen Nutzen abschätzen.
  - – Hat der Patient negative Nebenwirkungen gehabt wie Hitzegefühl, Herzklopfen, Albträume, und wie haben sie ihn beeinträchtigt?
  - – bei ausdrücklichem Wunsch des Patienten, besonders bei Minimalaufwand der Transfusion: z. B.: Patient möchte „fit" sein, für einen für ihn besonderes wichtigen Termin.
- Eisentherapie: sie hebt eine Tumoranämie nicht auf, verursacht aber zusätzlich eine Obstipation.

Angst und Depression

Angst und Depression werden hier nicht als psychiatrische Symptome behandelt, sondern als Reaktionen auf den ungeheuer starken Stress, unter dem unheilbar kranke Patienten leiden. Rund ein Drittel aller Tumorpatienten leiden irgendwann im Verlauf ihrer Erkrankung an psychischen Störungen wie Anpassungsstörung, Depression oder Angst.

Ärzte und Pflegende müssen lernen, zwischen Angstzuständen, Depression, Betrübtsein und Traurigkeit zu differenzieren. Das Beck Depression Inventory (BDI) kann eine Differenzialdiagnose unterstützen.

All diese Symptome **müssen** ernst genommen werden. Alle diese Symptome haben eine dem körperlichen Schmerz vergleichbare Signal- und Schutzfunktion und sind damit lebensnotwendig. Nur wenn sie die Lebensfreude, die Lebensqualität, die Handlungsfähigkeit auf Dauer einschränken, werden sie behandlungsbedürftig. Es gibt nichts Schlimmeres für einen Patienten als den Eindruck, dass ihm niemand glaubt. Er fühlt sich im Stich gelassen.

 ## 1. Ursachen

1.1 Ursachen der Angst

sind immer biopsychosoziale Stressoren. Nur die Gewichtung ist verschieden.

- Angst vor dem Unbekannten
- Angst vor Diagnose, Schmerzen, vor Untersuchungen und Eingriffen, vor Nebenwirkungen
- Nicht gelinderte, chronische oder akute Schmerzen
- Einschränkung des Alltags durch Symptome, Sichtbarkeit und Frequenz der Symptome
- Isolation, Verdruss, Trauer über alle Verluste, die in Kauf genommen werden müssen, „sozialer Tod"
- die Angst, verrückt zu werden, die Kontrolle über den eigenen Körper zu verlieren, ...
- das Gefühl, in eine spirituelle Krise, eine existenzielle Bedrohung gezogen zu werden
- Finanzielle, berufliche Probleme. Angst um die Zukunft der Angehörigen, aber auch familiäre Konflikte

- fehlende Gesprächsbasis. Jeder gibt andere oder sogar widersprüchliche Erklärungen, Ratschläge, Prognosen, ...
- Der Patient wird in seiner Unwissenheit und damit auch in seiner Ungewissheit belassen. Man darf dabei nicht vergessen, dass die individuelle Symptombewertung des Patienten von der des Arztes und der Pflegenden abweichen kann. Entscheidungen werden über seinen Kopf hinweg getroffen, er wird entmündigt, ...
- Sein Selbstwertgefühl wird durch unsere Haltung und unsere Aussagen zerstört.
- Medikamentöse Nebenwirkungen oder Entzug von Medikamenten, Alkohol, Drogen
- Hirnorganische Veränderungen, die zu Hypoxie, metabolischer Hypoglykämie, endokrinen Störungen führen
- Dyspnoe, Atemnot

1.2 Ursachen der Depression

- Persönliche Anamnese: psychische Störung, Alkoholproblematik
- Subjektiver Eindruck: keine Ressourcen mehr vorhanden, Aussichtslosigkeit
- Medikamentöse Nebenwirkungen: Chemotherapie, Glukokortikoide, Amphotericin, Interferon
- Kraniale Strahlentherapie
- Hirnmetastasen und hirnorganische Veränderungen
- Chronische, andauernde, nicht behandelte oder nicht behandelbare Symptome.

 ## 2. Begleitsymptome

2.1 Begleitsymptome der Angst

Angst durchdringt und beherrscht den Alltag. Angst kann bis zu Panikattacken und Trübung des Bewusstseins und zu Wutanfällen gegen alle und die „ganze Welt" führen.

- Schlafprobleme, besonders frühzeitiges Erwachen
- Appetitlosigkeit
- Konzentrationsschwäche
- Rückzug, Schuldgefühle, Angst, den anderen zur Last zu fallen usw.
- Psychomotorische Unruhe
- Vegetative Symptome wie Schwitzen, Tremor, oberflächliche Atmung
- Diffuse Klagen ohne organische Korrelation

2.2 Begleitsymptome der Depression

Die Symptome der Depression äußern sich in fünf Bereichen und sind eng mit der Lebensqualität verbunden.

- Bereich der Emotionen: Traurigkeit, Niedergeschlagenheit, Freudlosigkeit, manchmal Angst, Wut, Aggressivität, Nervosität, Zuneigungslosigkeit, kein Sinn für Humor.
- Bereich der Motivation: Antriebslosigkeit (gezielt danach fragen, die Patienten teilen sich nicht aktiv mit), Lähmung des Willens. Suizid stellt die endgültige Flucht vor Aktivitäten und Belastungen des Lebens dar. Professor Sonneck (Facharzt für Psychiatrie und Neurologie, Wien): „Wenn Sie im Kontakt zu einem Menschen den Eindruck haben, er könnte an Selbstmord denken, fragen Sie ihn danach". Darüber reden können, durchbricht die Isolation und die Einengung.
- Bereich des Verhaltens: langsame, zögernde, schwunglose Bewegungen, verlangsamte, leise und monotone Sprache.
- Bereich der Kognition: ausgesprochen negatives Selbstbild, Konzentrationsschwäche, Schuldgefühle, das Gefühl, anderen zur Last zu fallen, Selbstkritik, negativer Attributionsstil, negative Zukunft, Gefühl der Hoffnungslosigkeit
- Somatischer Bereich: hier gibt es oft wenig zuverlässige Differenzialdiagnostik zu beginnender Demenz, Asthenie, Kachexie: Kopfschmerzen, Benommenheit, unangenehme Empfindungen in der Brust, allgemeine Schmerzen, ständige Müdigkeit durch Schlafstörungen, frühmorgendliches Erwachen, Appetitlosigkeit, ...

3. Therapie

Wichtig sind eine offene, ehrliche Kommunikation und der Mut, Ängste anzuschauen, anzusprechen bzw. auszusprechen. Gemeinsam werden individuelle Lösungen gesucht, die für den Betroffenen die Situation erleichtern.

Angst lindernd sind z. B. ausführliche Gespräche, vertraute Person, Ruhe, Licht in der Nacht.

Angst verstärkend sind z. B. Unsicherheit, fehlende Information, allein gelassen sein, Schmerzen, Wirbel, Hektik, Dunkelheit, Anblick von Mitpatienten, Atemnot

- wesentliche Elemente der Therapie sind:
  - Aufbau einer tragfähigen Beziehung
  - Kurzfristige entlastende Maßnahmen
  - Suche nach angenehmen Aktivitäten
  - Abbau von belastenden Aktivitäten, Strukturen und Symptomen

- Beziehungsfördernde Grundhaltung:
  - In erster Linie Zuwendung, Liebe, Geduld und Zeit nehmen
  - Gespräch, aktives Zuhören, Respekt, Echtheit, Empathie, Kongruenz, aber auch Probleme offen ansprechen
  - Hilfe zur Selbsthilfe: Situation erfassen und verstehen, anstatt zu bewerten
  - Partnerschaft: gemeinsame Entwicklung alternativer Problemlösungen
  - Verstärkung des Selbstwertgefühls: ich nehme den Anderen an, wie er ist. Ich hole ihn dort ab, wo er steht.
  - Ermöglichen, eine positive Lebensbilanz zu ziehen
  - Ermutigen, Gefühle von Trauer, Schmerz, Zorn, Feindseligkeit und Aggression wahrzunehmen und zu zeigen. Das erleichtert. Reden über unangenehme Erfahrungen kann nur aufgrund einer Vertrauensbasis stattfinden.
  - Ermöglichen, eigene Ressourcen zu erkennen und zu nutzen.
- Sozialarbeiter, Psychologen, Seelsorger einschalten, wenn es soziale, finanzielle oder familiäre bzw. spirituelle oder religiöse Probleme gibt. Jeder hat seinen Platz und seine Rolle im interdisziplinären Team.
- Kausale Therapie: Schmerz- und Symptomkontrolle sind die besten „Anxiolytika", wenn sie quälende Symptome beseitigen können. Wenn Schmerzen so stark sind, dass die Verordnung von Opiaten erwogen wird, sollte man daran denken, dass Morphin ein ausgezeichnetes Analgetikum *und* Anxiolytikum ist.
- Keine medikamentöse Therapie ist so wirksam wie die Zeit, die man mit dem Patienten im Gespräch über seine Probleme zubringt. Hier ist nicht so sehr entscheidend, wie viel Zeit man dem Patienten widmet, sondern ob die vorhandene Zeit optimal genutzt wird: Qualität anstatt Quantität. Die wichtigste Therapie bleibt die verständnisvolle Hinwendung und das Signalisieren der Bereitschaft aktiv zuzuhören.
- Antidepressiva sollten erst verordnet werden, wenn alles andere erfolglos bleibt:
  - Trizyklische Antidepressiva:
    hemmen die Wiederaufnahme von Noradrenalin und Serotonin Neurotransmittern in präsynaptische Nervenendigungen.
    Sie haben nicht nur einen Einfluss auf der Stimmungslage, sondern sind auch direkt analgetisch wirksam.
    Antrieb steigernde trizyklische Antidepressiva sind z. B. Imipramin und Clomipramin (sie sollen morgens gegeben werden).
    Eher Antrieb dämpfende trizyklische Antidepressiva sind z. B. Amitriptylin, Doxepin, Trimipramin (bei älteren Patienten mit Schlafstörungen), Nortriptylin (sollen am Abend gegeben werden)

Die anticholinerge Wirkung verursacht unerwünschte Nebenwirkungen wie Mundtrockenheit, Verstopfung, Harnretention, Müdigkeit, orthostatische Dysregulation, Schwitzen, Akkommodations-
störungen des Auges. Wo Myokardschäden bekannt sind, sollten bei
Infarkt-Verdacht EKG-Kontrollen stattfinden. Bei älteren Patienten
sollte eine vorsichtige, langsame Dosissteigerung stattfinden.
Kontraindikationen sind Glaukom, Prostatahypertrophie, Myokard-
infarkt.
– Benzodiazepine
Welches Benzodiazepin verschrieben wird, hängt u. a. von persön-
lichen Merkmalen des Patienten, Setting der Therapie, anderen
medikamentösen Therapien ab. Die Benzodiazepine wirken angstlösend und beruhigend.
Benzodiazepine, die per Os ca. innerhalb einer Stunde wirken:
    Diazepam, Clorazepat, Flurazepam, Bromazepam
Benzodiazepine, die per Os ca. innerhalb von 1,5 bis 2 Stunden
wirken:
    Lorazepam, Triazolam, Nitrazepam, Clonazepam, Alprazolam,
    Chlordiazepoxid
Benzodiazepine, die per Os mehr als 2 Stunden brauchen, um zu
wirken:
    Oxazepam, Temazepam, Ketazolam.
Als Nebenwirkung wird die soziale Komponente des Patienten redu-
ziert: Patienten, die Benzodiazepine nehmen, dürften ihre eigenen
Ressourcen weniger zur Bewältigung von Lebensereignissen ein-
setzen.
Eine andere Nebenwirkung dürfte eine Verminderung der kognitiven
Fähigkeiten und eine mögliche Unruhe mit negativen Untertönen
sein.
– Phenothiazin: Levomepromazin, Chlorpromazin, Prochlorperazin,
Trifluoperazin, Perphenazin, Thioridazin, Trimeprazin, Promazin. Zu-
sätzliche Wirkungen: sedierend, anxiolytisch, koanalgetisch, anti-
histaminisch, Juckreiz stillend.
Nebenwirkungen: anticholinergisch, extrapyramidales Syndrom (da
Benzodiazepine Dopaminantagonisten sind.)
– Clomipramin ist wirksam, wenn andere neurotische Symptome, wie
Zwangsvorstellungen oder Grübelei hinzukommen.
– Mianserin am Abend. Die Wirkung setzt nach maximal 10 Tagen ein.
– Anxiolytika wie Lorazepam.
– Pregabalin wird zur Behandlung von generalisierten Angststörun-
gen bei Erwachsenen angewendet. Bei Patienten mit einer verrin-
gerten Nierenfunktion soll die Pregabalin Dosis individuell an die
Kreatinin-Clearance angepasst werden. Kontraindikation: Patienten

mit bekannter Galactose-Intoleranz, Lapp-Lactase-Mangel oder Glucose-Galactose Malabsorption. Pregabalin kann die Wirkung von Lorazepam und Oxycodon verstärken.

Die Antidepressiva der zweiten Generation wie Fluoxetin haben weniger Nebenwirkungen als die Antidepressiva der ersten Generation wie Clomipramin. Die Nebenwirkungen beschränken sich meistens auf Übelkeit und Kopfschmerzen.

Eines darf man aber in der medikamentösen Therapie nicht vergessen: Die volle Wirkung tritt oft erst nach zwei bis vier Wochen ein.

Eine **Gefahr** besteht: Das Suizidrisiko kann bei schwer depressiven Menschen steigen, wenn die Stimmung sich verbessert. Wenn sich ihre Stimmung aufhellt, aber noch nicht der volle stimmungsaufhellende Effekt eintritt, haben sie mehr Energie, um ihre Suizidabsichten in die Tat umzusetzen.

Anorexie – Appetitlosigkeit

Ungefähr 70 % aller Krebspatienten leiden an Anorexie.
Die Frage ist: kann oder will der Patient nicht essen?

Die Anorexie ist ein Problem für den Patienten, für seine Familie und seine Betreuer.
Von der psychisch-geistigen Dimension der Ernährung weiß schon der Volksmund: „Essen und Trinken hält Leib und Seel' z'sam." Im Essen und Trinken drückt sich eben nicht nur der Magen aus, sondern der ganze Mensch mit seinen Bedürfnissen.
Die Nahrungsaufnahme ist kein reiner körperlicher Prozess. Die Nahrungsvorbereitung, Darreichung und Annahme sind gesellschaftliche, intellektuelle und emotionale Prozesse. Sie sind Quellen von sozialem Austausch, von Ritualen, die der Stärkung der Gruppenzugehörigkeit darstellen. Durch die Nicht-Annahme des Essens zeigt der Patient sehr deutlich, dass er nicht mehr dazugehören (nicht mehr leben) will. Diese Ablehnung können die Angehörigen oft affektiv und emotional nicht akzeptieren. Sie versuchen mit quälender Verbissenheit dem Patienten bis zuletzt Nahrung aufzuzwingen.

 ## 1. Ursachen

- Asthenie, Müdigkeit: die fortschreitende Krankheit wird oft von Müdigkeit und Kraftlosigkeit begleitet. Das Essen wird zur Anstrengung. Die Abhängigkeit des Patienten wird sehr deutlich.
- Atemnot
- Nicht beherrschte Schmerzen
- Mundproblematik: schmerzhafte, schlecht riechende, ausgetrocknete Mundschleimhaut, gefühllose, borkige Zunge, Schluckstörungen, nicht passende Zahnprothesen, Soor
- Verstopfung, Nausea, Sättigungsgefühl, ausgeprägtes Völlegefühl
- Stoffwechselstörungen wie Hyperkalzämie oder Hyponatriämie, signifikanter Eiweißverlust. Bei Katabolismus kann die Nahrung nicht mehr in Muskel- und Fettmasse ungewandelt werden: Anabole Stoffwechsellage.
- Gerüche durch Wunden, Inkontinenz, unangenehme Gerüche in der Umgebung

- Nahrungsangebot: stark riechendes, fantasieloses, nicht gesalzenes, nicht dem Geschmack des Patienten entsprechendes „Platsch-Platsch-Essen„ (Ausdruck von Dr. Rapin, Genf) in großen Portionen, nur zu bestimmten Zeiten angeboten,
- Durch Geschmacksveränderungen bzw. durch Verlust des Geschmacksempfindens
- Psychologische Faktoren: Sorgen, Isolation, Depression, Abneigung gegen das Essen, Sich-nicht-füttern-lassen-Wollen, Angst vor Erbrechen und Übelkeit, Angst vor dem Sterben, Nicht-los-lassen-Können, nicht wohlfühlen
- Medikamentennebenwirkungen wie Hepatomegalie, Aszites, Mundtrockenheit

 2. Nicht medikamentöse Therapie

- Gute Lagerung beim Essen: solange wie möglich im Sessel, sonst im Bett sitzend, Seitenlagerung,
- Einen Aperitif anbieten (fördert geselliges Beisammensein, führt Kalorien zu und wirkt appetitanregend)
- Richtige Mahlzeiten:
  - Öfter, kleine Portionen, appetitlich präsentieren
  - Den Wünschen des Patienten entsprechend (hat Vorrang vor dem Nährwert), selbst wenn sie seltsam erscheinen (Bier mit Zucker, Lachs in der Nacht) und in Gesellschaft
  - Lieblingsspeise von zuhause bringen lassen
  - Achten auf Temperatur, Konsistenz, Säuregehalt, Speichelkonsistenz (weglassen von Milch bei zähem Speichel)
  - Dem Kau- und Schluckvermögen angepasst.
  - Weiches fruchtiges Speiseeis, Bier, Milch, Suppen sind durchaus nährstoff- und kalorienreich
  - Säuglingskost, Gemüsepüree
  - Das Frühstück wird oft dankbar angenommen, selbst wenn der Patient sonst den ganzen Tag nicht isst
  - Diätassistentin einschalten und Kreativität walten lassen
- Geruch: ausreichend lüften, geeignetes Verbandmaterial benützen (Aktivkohle wirkt geruchsbindend), gründliche Pflege mit gut riechenden Mitteln, Aromatherapie, ...
- Bei Verlust des Geschmackempfindens kann ein Versuch mit Zink-Spurenelementen eine Verbesserung bringen.
- **Mundpflege**[13]

---

[13] Siehe Kapitel Mundpflege.

- Gespräche mit allen Beteiligten führen:

Patient, Angehörige, Pflegepersonen, ehrenamtliche Helfer: Essen und Trinken sind zwar sehr wichtig. Wenn der Patient zur Nahrungsaufnahme nicht fähig ist, erreichen wir mit Drängen nur das Gegenteil, d.h. Übelkeit und Erbrechen.

Im Gespräch soll geklärt werden:

Was will der Patient? Ist eine Ernährungstherapie in seinem Sinn? Hat er Hunger?

Für wen ist es wichtig, dass der Patient isst?

Warum wird dies gewünscht?

Was ist der Nutzen und welches Risiko erwarten wir für diesen Patienten?

Wann stellt sich die Ernährungsfrage im Verlauf der Erkrankung?

Welche Prognose kann gestellt werden?

Was bedeutet die Appetitlosigkeit für den Patienten, für die Angehörigen, für das Personal?

Wie erlebt der Patient die Appetitlosigkeit, die Körperbildänderung? Ist es eine Bedrohung, eine Belastung, Verlust an Lebensqualität?

3. Medikamentöse Therapie

- Auf Wunsch des Patienten kann ein Versuch mit Dexamethason statt finden: Dexamethason hat eine anerkannt appetitanregende Wirkung.
- Entsprechende Schmerztherapie bzw. kausale Therapie, wenn diese möglich ist.
- Eine Schmerztherapie 30 Minuten vor dem Essen nach Radiotherapie im HNO-Bereich, bei bewegungsabhängigen Schmerzen kann die Einnahme der Mahlzeiten unterstützen.
- Progestine stimuliert den Appetit ungefähr nach einer Woche und führt zur Gewichtszunahme, hat aber keinen Einfluss auf die Muskelmasse.
- Prokinetika helfen bei Appetitlosigkeit durch Völlegefühl und chronische Nausea.
- Studien haben ein therapeutisches Potenzial der Omega-3-Fettsäuren bewiesen. Sie führen zum Gewichtsanstieg bei Krebspatienten und dadurch zur Verbesserung der Körperbildwahrnehmung. Fischölkapseln werden aber schlecht vertragen und zeigen keinen Vorteil.
- Adenosin-Trisphosphat könnten einen positiven Effekt haben. Studien sind derzeit im Gang.
- Das neu entdeckte Hormon Ghrelin, das die Wachstumshormonrezeptoren stimuliert, scheint den Appetit und die gastrointestinale Motilität positiv zu beeinflussen.

Eine einmal begonnene parenterale oder Sonden-Ernährung kann auch wieder beendet werden. Eine gelegte PEG-Sonde oder ein zentraler Venenzugang zur Medikamentengabe müssen nicht zur Ernährung und Hydratation benutzt werden. Vor jeder Verabreichung von Nahrung muss der Patient gefragt werden, ob er damit einverstanden ist.

Die Broschüre der Krebsliga Schweiz „Ernährungsprobleme bei Krebs" gibt Ernährungstipps für den Alltag.

Asthenie – chronische Müdigkeit – grande Fatigue

Asthenie, grande Fatigue, chronische Müdigkeit, sind verschiedene Begriffe für ein und dasselbe Symptom. Möglicherweise sollte man hier von „totaler" Fatigue parallel zu „Total Pain" sprechen. Die grande Fatigue ist immer multidimensional zu betrachten. Agnes Glaus beschreibt 2006 die grande Fatigue „als ein Begleiter auf dem Weg des Krankheitsverlaufes" (in: Knipping, 2006, 248). Die grande Fatigue ist ein Oberbegriff für viele verschiedene Sensationen und Erlebensmanifestationen. Bis zu 70 % der Patienten im fortgeschrittenen Krebsstadium leiden an dieser pathologischen Müdigkeit. Sie ist ein subjektiv negatives Erleben, das die Lebensqualität sehr stark beeinflusst (manchmal sogar mehr als der Schmerz). Die Patienten räumen der Müdigkeit einen sehr hohen Stellenwert ein. Sie hat auch eine Auswirkung auf das Intimleben des Patienten. Viele Ärzte glauben nicht an diese Müdigkeit. Sie gilt oft noch als unabdingbare Nebenwirkung der Behandlung. Eine weitere Wahrnehmungsdiskrepanz zwischen Ärzten und Patienten ergibt sich durch die Schwierigkeit, Müdigkeit zu messen. Das Functional Assessment of Cancer Therapy (FACT) Messsystem in Form eines Fragebogens wird zunehmend als Standard verwendet.

 ## 1. Beschreibung

Die Patienten beschreiben sie mit verschiedenen Worten wie Schwäche, Energiemangel, Kraftlosigkeit, Konzentrationsmangel, Schläfrigkeit, Erschöpfung, Apathie, „alles ist so anstrengend, sogar das Lesen oder das Telefonieren", Unfähigkeit zu arbeiten, körperliches Unwohlbefinden, Antriebslosigkeit, Mattigkeit, Depression. Das Erleben der grande Fatigue wird durch genügend Schlaf und Ruhe nicht verändert.

 ## 2. Ursachen

- Tumorabbauprodukte, Lebermetastasen
- Kachexie, wobei eine klaren Korrelation zwischen Asthenie und Ernährungszustand noch nicht erwiesen ist
- Dehydratation

- Infektionen
- Belastung durch Symptome wie Schmerzen, Schlaflosigkeit, Übelkeit, Singultus
- Anämie durch multiples Myelom, Lymphome oder Zytostatikatherapie (z. B. Cisplatin), durch chronische Sauerstoffuntersättigung
- Vegetative Nervensystemstörungen
- Depression, psychosoziale Morbidität, kognitive Defizitstörungen
- Metabolische Ursachen
- Die Hypothyreose, die zur Störung in den Stoffwechselhaushalt führt.
- Nebenwirkungen von Chemo-, Strahlen-, Immun- und Schmerztherapie: die Müdigkeit dauert oft noch Tage über den Therapiezeitraum hinaus.

 ## 3. Symptome

- Übermäßige Erschöpfung
- Starkes Ruhebedürfnis
- Abgeschlagenheit, Gefühl des Ausgelaugtseins, der Schwäche, der Antriebslosigkeit
- Konzentrationsstörungen, Depression
- Anorexie (das Essen ist zu anstrengend), Übelkeit
- Vernachlässigung der Körperpflege
- Beinödem, schwere Beine
- Immunsystemschwäche
- Symptomen-Cluster: Schmerz, Müdigkeit und Schlaflosigkeit interagieren sehr wahrscheinlich
- Die permanente Auseinandersetzung mit der Krankheit und den Therapien kostet viel Energie, die für den Alltag einfach fehlt.
- Alle diese Symptome führen zu
  - freiwilligem sozialem und emotionalem Rückzug
  - Das Familienleben wird zur Belastung
  - Kachexie und Abbau der Muskelmasse

 ## 4. Fragen

- Fühlen Sie sich müde? Der Patient kann auf eine visuelle Analogskala von 0 (ich fühle mich nicht müde) bis 10 (ich fühle mich total erschöpft) sein Befinden „messen"
- Wie würden Sie Ihre Energie während der vergangenen 5 Tage beschreiben?
- Wie würden Sie Ihre Möglichkeit, Ihren Alltag zu meistern, beurteilen?

- Was ist die wahrscheinlichste Ursache? Ist sie isoliert? Ist sie reversibel, teilreversibel, irreversibel. Wie kann eine Sauerstoffzufuhr die chronische Hypoxie lindern?
- Wie erlebt der Patient die Asthenie? Was bedeutet sie für ihn?
- Wann leidet der Patient am meisten unter der Asthenie? Gibt es Tagesschwankungen?
- Können Aufgaben delegiert werden?
- Wofür will der Patient seine Restenergie nützen? (Wille und Wunsch des Patienten, nicht der Pflegenden oder Angehörigen!)
- Schläft der Patient gut? Wenn nein, warum nicht?
- Braucht der Patient für eine bestimmte Tätigkeit kurzfristig mehr Energie („Etwas" erledigen, erleben)?

 ## 5. Nichtmedikamentöse Therapie

- So individuell die grande Fatigue erlebt wird, so kreativ müssen die Unterstützungsmaßnahmen für den Patienten und dessen Umfeld sein. Das Selbstmanagement kann in vier große Richtungen gefördert werden: Energie sparende, erhaltende und erhöhende Maßnahmen, sowie Anpassung der Lebensgestaltung an die verbleibenden Möglichkeiten.
- Haltung der Wertschätzung: „Sie sind trotz ihrer grande Fatigue sehr wertvoll. Sie sind es mir wert, Ihnen zuzuhören, Ihnen absichtslos Zeit zu schenken. Ich lasse mich gerne von Ihnen aufhalten und ändere sogar meine Pläne und Prioritäten."
- Zulassen: „Ich darf müde sein": Annahme der grande Fatigue als Ausdruck der progredienten Krankheit.
- Ruhezeiten vereinbaren: wann sollen Besuche, Therapien, Pflege, Mahlzeiten stattfinden? Anpassung an die eingeschränkte tägliche Energiereserve und an die Wünsche des Patienten
- Schlafqualität verbessern: Lärmquellen reduzieren, Basale Stimulation vor dem Schlafengehen, Entspannungstechniken, Gespräche
- Kalorienzufuhr verbessern: durch Nüsse, Schokolade, Bananen u. ä.
- Kinästhetik: ökonomischer Umgang mit dem eigenen Körper: Bewegung mit geringem Kraftaufwand: Pausen einkalkulieren, Tätigkeiten umgestalten, damit sie in einer bequemen, nicht so anstrengen Position durchgeführt werden können
- Hilfsmittel überlegen und anbieten. Deren Einsatz besprechen, wie z. B. eine Harnflasche anbieten, um den anstrengenden Weg zur Toilette zu ersparen, oder im Sitzen duschen
- Daran denken, dass ein Übermaß an Bettruhe das Müdigkeitsgefühl verstärken kann. Einen kleinen Spaziergang oder eine Spazierfahrt im Freien kann besseren Schlaf ermöglichen.

- Aktivitäten anbieten, die die Isolation und Depression durchbrechen können. Diese nach persönlichem Interesse, Fähigkeiten, Ressourcen und Vorlieben aussuchen.
- Entspannungstechniken anwenden, um auf andere Gedanken zu bringen.
- Kann die Flüssigkeitsmenge erhöht werden z. B. mit Multivitaminpräparaten, mit einem Aperitif oder einem Bier.

Die deutsche Krebsgesellschaft e. V. (DKG) (Paul-Ehrlich-Straße 41; D – 60594 Frankfurt am Main. Telefonnummer: 0049/69/6300960) hat eine Broschüre herausgegeben, die viele praktische Tipps für die Gestaltung des Alltags anbietet. Die Broschüre heißt: „Fatigue – So können Sie mit Müdigkeit bei Krebs umgehen".
Information in der Schweiz über die Krebsliga.

 6. Medikamentöse Therapie

- Kausale Therapie, wenn möglich (selten), meist symptomatische Therapie
- Glukokortikoide. Sie wirken meistens nur zwei bis drei Wochen
- Amphetamine bei Opioid-Asthenie
- Prostagene wirken erst nach drei bis vier Wochen. Sie führen zu einer Appetitzunahme bei Kachexie als Asthenie-Ursache. Achtung bei hormonrezeptiven Tumoren.
- Erythropoietin (körpereigenes Hormon) kann bei Anämie die Produktion roter Blutkörperchen ankurbeln. Erythropoietin wird subkutan verabreicht. Die Verbesserung der Lebensqualität ist proportional zum Anstieg von Hämoglobin.

„Death Rattle" – Todesrasseln

„Death Rattle" – Todesrasseln

1. Ursache

Verlust des Schluck- oder Hustenreflexes durch Schwäche führt zu Ansammlung von Speichel und Schleim im Hypopharynx und in der Trachea.

In der Sterbephase sind 60 bis 90 % der Patienten sehr oft nicht mehr in der Lage, Speichel reflektorisch zu schlucken oder Schleim auszuhusten. Das Problem des Todesrasselns ist ein Problem der Angehörigen und des Betreuungspersonals. Nach derzeitigen wissenschaftlichen Erkenntnissen dürfte der Patient selbst nicht vom Todesrasseln beeinträchtigt und belastet werden.

2. Symptomatische Therapie

- Ruhe bewahren, *nicht* allein lassen
- Gute, fundierte Information geben
- Die Rasselatmung ist für „Zuschauer" extrem belastend. Gespräch mit den Angehörigen, den Nachbarpatienten und dem Team, um aufzuklären und dabei zu versuchen, die Ängste zu artikulieren: „Was macht Ihnen Angst?" „Was befürchten Sie?" Den Nachbarpatienten anbieten, ob **sie** verlegt werden wollen (nicht umgekehrt).

3. Medikamentöse Therapie

Ziel ist ein würdevolles, schmerzfreies, symptomfreies Sterben.
- Welche Medikamente sind notwendig? Welche können abgesetzt oder reduziert werden? Welche sollten erhöht werden?
- Wenn eine Rehydrierung bis jetzt stattgefunden hat, könnte sie reduziert oder beendet werden.
- Medikamente wie Atropin, Butylscopolamin, Glycopyrronium, Scopolamin vermindern die Schleimsekretionen und sind zum Teil sedierend.
- Bei einer terminalen Dyspnoe ist eine Morphium-Gabe mit Re-Evaluation durch den anwesenden Arzt mit oder ohne palliative Sedation hilfreich.

- Eine Absaugung des Sekrets ist eine unnötige Belastung für den sterbenden Patienten, da das Sekret meistens mit dem Katheter nicht erreicht werden kann. Eine vorsichtige Änderung der Körperlage (Halbseitenlage) kann oft hilfreicher sein.

Decubitus – Wundliegen

„Die Wunde ist eine unfallbedingte (Gelegenheitswunde) oder iatrogene (Operationswunde), begrenzte oder flächenhafte Gewebezerstörung"

(Reifferscheid u. Weller 1989).

Die Einteilung ergibt sich aus Ursache und Auswirkung. So unterteilt man in mechanische, thermische, chemische Wunden und Bestrahlungsschäden. Eine andere Einteilung ist jene in offene und geschlossene Wunden. Offene Wunden sind solche, bei denen die Haut- oder Schleimhautoberfläche zerstört ist. Je nach Tiefe und Ausmaß unterscheidet man oberflächliche, perforierende (alle Hautschichten betreffend) und komplizierte Wunden (beteiligt sind: Haut, Muskel und Knochen). Geschlossene Wunden sind tiefe, unter intakter Haut entstandene Wunden: Verstauchung, Verrenkung, Muskelrisse.

Der Decubitus ist die Folge von einem Zwiespalt: diese schmerzhaften Hautläsionen sollte man so weit wie möglich verhindern, jedoch können Patienten trotz die optimale vorbeugende Pflege Decubitii bekommen,

- da eine ältere, unelastisch gewordene Haut, die zudem schlecht durchblutet ist, keine guten Voraussetzungen bietet
- da Mangel an Eiweiß und/oder Spurenelementen infolge schlechter Ernährung, Kachexie, Exsikkose ebenfalls zu Hautatrophie führen
- da strahlen- und chemotherapeutische Eingriffe oft Sprödheit der Haut nach sich ziehen
- da Nervenkompression die Sensibilität verändert
- da Koma, Paraplegie, Hemiplegie, multiple Sklerose von jahrelanger Bettlägerigkeit begleitet sein können. (Patienten, die an ALS erkrankt sind, leiden wenig unter Decubitus trotz jahrelangem Liegen. Die Ursache ist noch nicht geklärt)
- da man oft nur sehr schwer die Lagerung ändern kann, bzw. nur bestimmte Arten der Lagerung möglich sind
- da Sauerstoffmangel bei Anämie, Hypoxie, Fieber, Hypovolämie die Sauerstoffversorgung des peripheren Gewebes einschränkt.

Um diesen Patienten eine optimale Pflege bieten zu können, werden wir notwendigerweise einen Kompromiss finden müssen zwischen:
- dem Zustand des Patienten (wie lange hat er noch zu leben?)

- dem Wunsch des Patienten nach seinem Komfort und seinem Wohlbefinden. Der Patient „wohnt" im Bett. Sein Wohlbefinden und seine
Lebensqualität hängen sehr stark von seinen „Wohnmöglichkeiten" ab.
- der professionellen Pflegemeinung.

Dieser Kompromiss sollte im Team gefunden werden. Nur so kann sich
jeder damit identifizieren.
Welche Faktoren sind dabei zu berücksichtigen:
- Wie viel Zeit ist für diesen Patienten notwendig und vertretbar?
  - Wie viele Pflegende stehen zur Verfügung?
  - Wie viele Patienten sind zu betreuen?
  - Schweregrad der Pflege dieser Patienten?
- Welche Mittel haben wir zur Verfügung?
  Wie hoch sind der finanzielle Aufwand und die Effizienz dieses Mittels?
- Organisationsabläufe klären: Verbandwechsel, Körperpflege, Wäsche-
wechsel, Lagerung, Physiotherapie.

 1. Planung der Decubitusprophylaxe

Der Expertenstandard Decubitusprophylaxe in der Pflege schreibt: „In
der Standardaussage und im Ergebniskriterium 7 wird die Verhinderung
eines Decubitus als zentrales Ziel formuliert, da der Entstehung eines
Decubitus in der Regel entgegengewirkt werden kann. Dennoch ist zu
konstatieren, dass dieses Ziel nicht bei allen Personengruppen erreichbar ist. Einschränkungen bestehen für Personengruppen, bei denen die
gesundheitliche Situation gegen eine konsequente Anwendung der erfor-
derlichen prophylaktischen Maßnahmen spricht (z. B. bei lebensbedroh-
lichen Zuständen), eine andere Prioritätensetzung erfordert (Menschen
in der Terminalphase ihres Lebens) ..." (DNQP, 2002, 32). Genau diese andere Prioritätensetzung gilt für die Decubitusprophylaxe in der Palliativpflege.
- Informationssammlung, Einschätzen von Risikofaktoren (Norton-
Skala). Sind einige dieser Risikofaktoren behandelbar? Gibt es Schon-
haltungen; wenn ja, warum?
- Problemformulierung und Lokalisation der Druckstellen: Welche sind
die gefährdetsten Stellen bei diesem Patienten? (Körperschema benützen)
- Zielsetzung und Maßnahmen: Soll man kurativ (heilend) oder palliativ
(lindernd) pflegen?

Primärmaßnahmen: Präventivpflege hat den Vorrang

- Regelmäßige Hautkontrolle: „Papierhaut", ausgetrocknete, ödematöse, … Haut
- Druckentlastung, soweit wie möglich
- Mobilisation, Teilmobilisation (trotz Ruhigstellung einer Spontanfraktur), wenn möglich – aktiv oder passiv (Reduzierung von Spastizität einer gelähmten Extremität) durch Physiotherapeut, Ergotherapeut, Atemtherapeut, u. a.
- Welche Matratze, Betteinlage, soll verwendet werden? Wird ein Patient in ein Antidecubitusbett gelegt, soll durch Basale Stimulation, Massagen, Physiotherapie das verminderte Körpergefühl kompensiert werden.
- Wechseln von Verbänden und Einlagen so oft und so sorgfältig wie notwendig und/oder möglich, um dadurch Mazeration und Druckstellen zu verhindern.
- Ausgezeichnete Körperpflege: Nicht reiben, sondern sanft massieren; empfindliche Stellen gut trocknen und mit einem Hautschutz versehen; die Blutzirkulation durch Basale Stimulation, Massage, Kinästhetik anregen
- Saubere, trockene, weiche Wäsche benützen
- Hilfsmittel wie Fell, Fersenkappen, Bettbogen verwenden
- Lagerungshilfen gezielt einsetzen: Kissen (in verschiedener Füllung, Härtegrad, Form), Keile, Polster, Schaumstoff- oder Gelauflagen, Rollen, …
- Falten und Fremdkörper im Bett sorgfältig vermeiden
- Jedes Team soll klare Pflegestandards und Pflegeprotokolle für Hautläsionen erarbeiten (sowohl für saubere als auch für belegte Hautläsionen). Darin sind Pflegebewertung, Personal-, Zeit- und Kostenfaktoren nicht zu vergessen. Jedes Teammitglied hat die vereinbarten Richtlinien zu befolgen, um eine Kontinuität in der Pflege zu erzielen. [14]
- Maßnahmen und Verlauf müssen dokumentiert werden.

Sekundärmaßnahmen

- Allgemeine Krankenbeobachtung: hat der Patient Schmerzen?
- Sind sakrale Hautläsionen vorhanden und ist der Patient harninkontinent bzw. produziert er sehr viel Harn, soll mit dem Patienten das Für und Wider eines Dauerkatheters überlegt werden.

---

[14] Siehe auch Kapitel ulzerierende Wunde.

2. Grundsätzliches Vorgehen bei Decubituspflege

- Einfühlsames, sorgfältiges Vorgehen ohne zu zerren oder zu reißen. Zu zweit lagern, möglichst unter Mithilfe des Patienten. Wenn der Patient es wünscht und die Angehörigen damit einverstanden sind, sollten Angehörige in die Pflege einbezogen werden. Dieses Integrieren ermöglicht es ihnen „etwas für den Patienten tun zu können".
- In Ruhe und mit Zuwendung arbeiten
- Gute Planung jeder pflegerischen Handlung: Der Zeitpunkt und die Planung sollen so festgelegt werden, dass Unterbrechungen möglichst verhindert werden.
  - Was brauche ich?
  - Wie organisiere ich den Ablauf?
  - Wer hilft mir?
  - Welche „Schutzmaßnahmen" sind für den Patienten und für die Pflegeperson zu treffen? (Hilfe durch eine Kollegin einplanen)
- Wo liegen Störfaktoren? (Platz, Licht, Mehrbettzimmer, ...)
- Patienten informieren (was habe ich vor, warum, ...) und seine Fragen beantworten.
- Schmerzmittelgabe (Tramadol, Metamizol, Morphium) 30 bis 45 Minuten vor dem Handeln.
- Für den Verbandwechsel können die Kompressen mit physiologischer Kochsalzlösung oder mit 0,2 % wässriger Morphinlösung vorbereitend angefeuchtet werden.
- Bequeme Lagerung des Patienten und Höheneinstellung des Bettes für die Pflegenden
- Wo und wie muss ich etwas aufbewahren?
- Was ist wie zu dokumentieren: Risikofaktoren (Norton-Skala), Tiefe des Decubitus (Decubitusstadien-Skala), Lokalisation der Druckstellen, Größe, Aussehen, Maßnahmen, die getroffen wurden, Lagerung, Hilfsmittel, Wundversorgung, systemische Therapie. Die bevorzugte Lagerung des Patienten ist auch zu vermerken.

Kompromisse sind nicht allgemeingültig. Sie müssen regelmäßig neu eingeschätzt und wiederbewertet werden, um bei Bedarf geändert zu werden. Nur so können Pflegeziele erreicht werden.

Diarrhoe – Durchfall

1. Ursache

- Häufigste Ursache für Durchfall ist eine Verstopfung: paradoxe Diarrhoe!!
- Durch eine starke Ausdehnung des Rektums kann der Schließmuskel seine Funktion nicht mehr wahrnehmen.
- Medikamentennebenwirkungen, wie erfolgreich eingesetzte Opioide, Cholestyramin (bei Juckreiz), Eisenpräparate, orale Antibiotika oder Antidiabetika, Diuretika, magnesiumhaltige Antazida, NRSA, Zytostatikatherapie
- Enterale Sondenernährung: Schlecht liegende Sonde, zu rasch verabreichte oder zu kalte Sondenernährung, Unverträglichkeit (Zusammensetzung, Osmolarität)
- Malabsorption bei Magen-, Kolon- oder Ileumresektion, bei Verschlussikterus mit und ohne Steatorrhoe
- Folgen von Strahlentherapie im Bereich des Magen-Darm-Traktes
- Magen-Darm-Tumore oder Blasen-Darm-Fistel
- Opportunistische Magen-Darm-Infektionen, besonders bei immungeschwächten Patienten (Aids)
- Schamgefühle. Hilflosigkeit und Ekel

Differenzialdiagnose: Stuhlinkontinenz (als unwillkürlicher Abgang von Stuhl)

2. Stuhlanamnese[15]

- Durchfall: seit wann? Allmähliche oder plötzliche Änderung?
- Häufigkeit (realer oder subjektiver Durchfall)
- Konsistenz, Farbe: Medikamente können die Färbung des Stuhles verändern
- Beimengungen von Schleim, Blut
- Durchfall mit oder ohne Krämpfen

---

[15] Siehe auch Kapitel Zu vermeidende Opioid-Nebenwirkungen Punkt 13.1.

- Auskultation der Darmgeräusche (Subileuszustand?), klinische Untersuchung des Abdomens, rektale Untersuchung mit Stuhlprobe und Labor (Elektrolyte, Leber- und Nierenwerte)

Weiters:
- Hautzustand: Brennen, Juckreiz, Fissur, Decubitus
- Welche Medikamente nimmt der Patient? Sind neue dazu gekommen?
- Auswirkung des Durchfalls auf den Allgemeinzustand: Dehydratation, Elektrolytverlust, Mangelernährung, Immunschwäche, grande Fatigue
- Auswirkung auf die Lebensqualität: Appetitlosigkeit, Schwäche, zeitliche und soziale Einschränkungen

3. Nicht-medikamentöse Therapie

- Absetzen von allen Laxanzien für drei Tage
- Manueller rektaler Tastbefund und manuelle Ausräumung[16], wenn notwendig
- Diät: kleine leichte Mahlzeiten, Cola-Soletti-Diät, geriebener Apfel, gekochte Karotten, Bitterschokolade, pektinreiche Kost, Reisschleimsuppe. Dabei sollten die Vorlieben und Abneigungen des Patienten respektiert werden. Absetzen aller Milchprodukte. Keine scharfen fettreichen Speisen. Viel Flüssigkeit in Form von Bouillon, Wasser und russischem Tee bereitstellen.
- Versuchsweise: Backhefe-Kapseln mit viel Flüssigkeit, getrocknete Heidelbeeren zum Kauen anbieten
- Verwenden von geruchbindenden, hautschonenden, saugfähigen Einlagen
- Ausreichende schonende Intimpflege nach *jedem* Stuhlgang. Nach jeder Intimpflege den Analbereich mit wasserabweisender zinkhaltiger Salbe abdecken. Analpflege mit Mandel- oder Olivenöl.
- Bei massivem Durchfall kann der Stuhl über ein Darmrohr mit Beutelsystem abgefangen werden, besonders dann, wenn die Lagerungen schmerzhaft sind.
- Das Zimmer soll gut gelüftet werden. Auf Wunsch kann eine Aromalampe aufgestellt werden.
- Naturjoghurt und Bene Fiber helfen bei Wiederaufbau der zerstörten Darmflora.

---

[16] Siehe Kapitel Obstipation.

4. Medikamentöse Therapie

- Loperamid HCl, jeweils 4 mg bei Bedarf. Dieses Medikament hat einen schnellen Wirkungseintritt. Sobald eine Normalisierung des Stuhlganges erreicht ist, sollte die Dosierung schrittweise reduziert werden, da sonst Gefahr von Verstopfung besteht.
- Codeinphosphat. Achtung: es führt sehr rasch zur Stuhleindickung! Deshalb sofort absetzen, wenn sich die Stuhlkonsistenz normalisiert.
- Morphin HCl per Os oder subkutan
- Medizinische Kohle und Kaolin sind wirksam aber werden von Patienten nicht gern genommen.
- Octreotid bei Diarrhoe für Patienten, die unter Aids leiden. Octreotid hat eine Wechselwirkung mit Cimetidin (H_2-Rezeptoren-Blocker) oder Antidiabetika, Insulin (durch die Hemmung der Sekretion von Peptidhormonen des gastro-entero-pankreatischen endokrinen Systems). Bei Gabe von Octreotid subkutan soll man auf die Temperatur der Lösung achten: Zimmertemperatur. Dadurch werden lokale Reaktionen vermindert.
- Bei strahlenverursachter Diarrhoe helfen Acetylsalicylsäure und Hydrocortison. Der Nachteil ist die Gefahr, Blutungen zu übersehen.
- Steatorrhoe (Fettstühle) kann leicht mit Pankreas-Extrakten behandelt werden. Nachteil: Häufig Übelkeit und Appetitlosigkeit. Besonders zu Hause wird die schwer zu reinigende Wäsche zum Problem.

Dysphagie – Schluckstörung

Normalerweise findet das Schlucken in zwei Etappen statt.
   Erste Etappe: bewusstes Hinunterschlucken der Nahrung.
   Zweite Etappe: unbewusster peristaltischer Ösophagusreflex.

Die Patienten klagen
- dass sie nur winzige Mengen schlucken können,
- dass sie häufig auch Schmerzen, Globusgefühl oder Sodbrennen beim Schlucken spüren
- dass sie eine große Angst vor dem Schlucken und zusätzlich eine Angst haben, zu ersticken: „Es bleibt mir im Hals stecken".
- dass sie sozial isoliert sind: „Ich bin ein armer Schlucker".

Die häufigste Komplikation einer neurologisch bedingten Schluckstörung ist die Aspirationspneumonie.
Ein Schluckversuch kann manchmal Klarheit über die Dysphagieursache bringen: Wird flüssige Nahrung besser geschluckt als feste, dann dürfte eine mechanische Ursache vorhanden sein. Wird ein Hustenreiz beim Schlucken ausgelöst, könnte eine Fistel die Ursache sein.

 ## 1. In der ersten Etappe

An erster Stelle stets gründliche Mundinspektion!

1.1 Ursachen
- HNO-Infektion wie Candidose
- HNO-Krebs: Tumorgewebe kann die Nerven komprimieren, die an dieser Etappe des Schluckaktes aktiv beteiligt sind
- ALS- Erkrankung (Amyotrophe Lateralsklerose)

1.2 Therapie
- Bei Tumormasse
  - Die Strahlentherapie kann eine Nervenkompression vermindern. Das Risiko der Strahlentherapie ist eine post-Strahlentherapiefibrose.
  - Glukokortikoidgabe: Prednison

- Auf jeden Fall:
  - Ausgezeichnete Mundpflege[17]
  - Zuhören und begleiten.
  - Weiche, verflüssigte Nahrung kann manchmal leichter geschluckt werden, nachdem der Patient ein Glas Mineralwasser, Limonade oder warmes Wasser mit einem Esslöffel Honig getrunken hat.
  - Das Trinken mit einem Strohhalm verhindert die Reklination des Kopfes.
  - Vermeiden von scharfem, hartem und trockenem Essen.
  - Eindicken von Speisen, Eis, Schlagobers angereichte Nahrung werden oft gern angenommen.
  - Sehr wichtig: die Speisen müssen eine gleichmäßige Konsistenz haben, z. B. sind klare Suppen mit Einlagen unbedingt zu vermeiden.
  - Von größter Bedeutung ist die Körperhaltung *während* der Nahrungsaufnahme und Medikamentengabe, um Luft-Schlucken zu vermeiden und *nach* den Mahlzeiten, um einem Reflux vorzubeugen.

2. In der zweiten Etappe

2.1 Ursachen

Progressive Ösophagusverengung durch einen Tumor oder Metastasen und als Folge mehr oder weniger großer Rückstau von Speisen. Die Ätiologie ist meistens bekannt. Ein Erkenntnisgewinn aus Zusatzuntersuchungen ist meist sehr gering, manchmal sogar gleich null.

2.2 Therapie

- Anticholinergika wie Metoclopramid und Domperidon fördern die Motilität und sind wirksam gegen übermäßigen Speichelfluss und starken Rückstau.
- Amitriptylin, Haloperidol und Scopolamin wirken gegen den übermäßigen Speichelfluss.
- Glukokortikoid: diese Substanz kann den Tumordruck vermindern, wirkt appetitanregend und erzeugt ein Gefühl des Wohlbefindens. Die Dauer der Wirkung ist fraglich. Ein Therapieversuch kann über 5 Tage erfolgen. Dann muss eine Re-Evaluation stattfinden.
- Strahlentherapie, falls der Patient noch nicht die maximale Dosis erhalten hat.

---

[17] Siehe Kapitel Mundpflege.

- Ernährungssonde: diese Maßnahme erscheint bei den meist sehr kurzfristigen Prognosen wenig sinnvoll, da sie auf den Patienten belastend wirkt. Nur auf ausdrücklichen Wunsch des Patienten, nicht auf Wunsch der Angehörigen!
- Bougieren (Dehnen) nach Nutzen-Risiko-Analyse
- Eine Gastrostomie sollte bei HNO-Krebs in Betracht gezogen werden, wenn der allgemeine Zustand gut ist und die Prognose längerfristig erscheint. Der Patient kann die ausgewogen zusammengestellte Nahrung selbstständig zu sich nehmen, zu Hause betreut werden und seinen Aktivitäten nachgehen. Er kann duschen oder baden, anschließend wird der Verband gewechselt. Die Medikamentengabe ist ebenfalls vereinfacht. Komplikationen sind kaum zu erwarten. Die Setzung der perkutanen endoskopischen Gastrostomie (PEG) kann unter Lokalanästhesie stattfinden. Die Schwierigkeit liegt eher darin, den richtigen Zeitpunkt zu wählen. Solange es dem Patienten relativ gut geht, ist er meistens nicht bereit, sich eine Sonde legen zu lassen. Ist der allgemeine Zustand schon deutlich angegriffen, stellt sich die Frage der Sinnhaftigkeit.

Das Bougieren und die Gastrostomie bedeuten trotz allem eine große körperliche und seelische Belastung für den Patienten. In beiden Fällen muss der Patient voll informiert werden, und es muss mit ihm eingehend überlegt werden: Was erwarten wir für den Patienten von dieser Behandlung? Was erwartet er? Welche Lebensqualität wird angeboten? Diese Entscheidung muss mit jedem Patienten immer wieder neu getroffen werden.

Neuromuskuläre Störungen: wenn das IX. oder X. Hirnnervenpaar betroffen sind, sind die peristaltischen Bewegungen gestört. Die Dysphagie ist nicht so progressiv und meistens nicht vollständig. Man kann öfter kleine Mahlzeiten anbieten und nach der richtigen Konsistenz der Nahrung suchen. Das erfordert sehr viel Geduld, eine gute Beobachtung und einfühlsame Begleitung.

Dyspnoe – Atemnot

Der Begriff Dyspnoe beschreibt eine subjektive Empfindung und wird für verschiedene Symptome verwendet: Polypnoe, Kussmaul'sche-Atmung oder Cheyne-Stokes-Atmung und die echte Dyspnoe. Bei der echten Dyspnoe leidet der Patient an Lufthunger, Kurzatmigkeit und Beklemmungsgefühl. Man unterscheidet zwischen inspiratorischer und exspiratorischer Dyspnoe, Arbeits- oder Ruhedyspnoe.

In den letzten 24 Stunden vor dem Tod leiden zirka 80% der Patienten unter Atemnot. Das bereitet große Schwierigkeiten bei der Betreuung Sterbender. Spürt der Patient, dass er nicht genügend Luft bekommt, dann verstärkt die Angst vor dem Ersticken die Ateminsuffizienz. Diesen Teufelskreis gilt es zu durchbrechen. Die Dyspnoe gehört zu den meistgefürchteten Symptomen.

 ## 1. Ursachen

Zunächst müssen die Ursachen der Dyspnoe geklärt werden:
- Pleuraerguss, Perikarderguss
- Anämie
- Schmerzen
- durch extreme Schwäche der Atemmuskulatur bei Kachexie
- therapiebedingte Strahlenfibrose, Zustand nach Lungenresektion
- Pneumonie, Lungenembolie
- Polymorbidität wie Asthma, Herzinsuffizienz, chronisch obstruktive Atemwegserkrankung, obere Luftwegstenose,
- Atemwegserkrankung, die mit einer akuten Abnahme der Sauerstoffsättigung (Hypoxämie) oder akuter Zunahme des Kohlendioxyds (Hyperkapnie) einhergehen, führen oft zu einer Ruhedyspnoe. Chronische Hypoxämie oder chronische Hyperkapnie führen dafür selten zu einer Ruhedyspnoe.
- Obstipation, Harnverhalten und Niereninsuffizienz
- Muskelatrophien und Lähmungen, ALS
- Reizung des äußeren Gehörganges, Hirndruck
- Gastroösophagealer Reflex, Aszites
- ACE-Hemmer Medikamente, Diuretica, Digoxin
- Angst, Isolation, Trauer über Verluste, Unsicherheit über die Zukunft, über den Tod

- Einengung durch Angehörige

Bei plötzlich auftretender Atemnot können neue Erkrankungen zugrunde liegen.

 ## 2. Therapie

Ziel der Therapie muss eine möglichst lange zu erhaltende hohe Lebensqualität sein.

2.1 Pflegerische Maßnahmen

Eine wichtige Aufgabe der Pflege ist, den Patienten zu instruieren und, so lang es noch möglich ist, mit ihm das Selbstmanagement der akuten Atemnot einzuüben. Damit kann die Todesangst vor der nächsten Attacke reduziert werden.

- Hilfspersonen im Umfeld aussuchen, beiziehen und instruieren
- Die beste Körperposition bei Atemnot suchen und einnehmen lassen
- Sollte Sauerstoff subjektiv eine Hilfe sein, dann Sauerstoff über eine Maske oder eine Sauerstoffbrille, die der Patient selbst zum Mund hält oder anlegt, vorbereiten, bestellen und installieren. Sauerstoffzufuhr ist medizinisch gesehen nicht indiziert.

Gerade hier ist eine intensive psychische Betreuung durch das Team neben dem pharmakologischen Wissen entscheidend. Alle betroffenen Patienten haben Angst, durch Ersticken oder Asphyxie zu Tode zu kommen. Man sollte keine Mühe scheuen und alles tun, was die Angst des Patienten mindern oder beseitigen kann.

- Man muss beobachten, welche Situationen die Atemnot beim Patienten verstärken, wie zum Beispiel der Besuch von bestimmten Personen oder bestimmte Aktivitäten. Dies sollte man direkt ansprechen und gemeinsam Lösungen suchen.
- Zu Hause können folgende Fragen klärend sein: Ist das Treppen steigen möglich? Können Sie sich selber anziehen? Wie ist die Mobilität in der Wohnung bzw. außerhalb der Wohnung? Müssen Sie nach wenigen Minuten eine Pause einlegen? Spüren Sie eine Atemnot nur bei großen Anstrengungen oder dauernd? Die Fragen helfen die Situation besser einzuschätzen. Eine Atemnot zu Hause ist eine extreme belastende Situation sowohl für den Patienten als für seine Angehörigen.
- Wie erlebt der Patient die Dyspnoe? Auf Wortwahl, Mimik, Gestik, Tonfall genau achten. Ängste müssen erkannt und angesprochen werden. Dyspnoe ist wie Schmerz. Man könnte den Satz von Mc Caffery auf die

Dyspnoe übertragen: Die Dyspnoe ist das, was die Person darüber sagt – und existiert jedes Mal, wenn sie es sagt. Dyspnoe ist eine subjektive multidimensionale Empfindung.

- Der Patient braucht eine beruhigende Umgebung und die Gewissheit, nicht allein gelassen zu werden.
- Die Pflegenden lagern den Patienten so bequem wie nur möglich, sodass er frei und körperlich entspannt atmen kann: Kissen oder Luftballone unter den Armen. Zu viele Lagerungshilfen vermeiden, da sie einengend wirken können.
- Lüften ist eine Pflegehandlung; es zu vernachlässigen ist folglich ein Pflegefehler! Ein Tischventilator wird manchmal als angenehm (manchmal als störend) empfunden. Der Mensch besitzt im Bereich des Nervus Trigeminus Rezeptoren, die durch die Wahrnehmung eines kühlenden Luftstromes positiv beeinflusst werden können.
- Anregungen von Seiten der Physiotherapie zur Atemvertiefung und Belüftung verschiedener Lungenareale.
  - Drehdehnlagerung und Mondlagerung bringen eine verbesserte Belüftung der unteren Lungenareale.
  - Querbettsitzen zur Belüftung der dorsalen Lungenareale.
  - Kontaktatmung: mit Unterstützung an Bauch und Flanken, wenn möglich mit leichtem Widerstand während der Inspiration und unterstützendem Druck während der Exspiration.
  - Vibrationen mit der Hand oder einem Massagegerät und Klopfen mit der hohlen Hand ventral und dorsal am Thorax zur Lockerung zähen Schleimes (Stantejsky, 2008).
- Durch Atemübungen wird die vorhandene Vitalkapazität ausgeschöpft, z. B. eine bunte Verpackungsschnur am Bettbügel aufhängen und wiederholt daran erinnern, sie „wegzublasen", oder Kerze ausblasen lassen, mit einem Strohhalm Wasser zum Sprudeln bringen, usw., Entspannung, bewusste Bauch-, Brust- und Vollatmung. Weitere Hinweise des Physiotherapeuten bzw. Atemtherapeuten dienen dazu, bewusst zu atmen und die verbliebene Kraft ökonomisch einzusetzen, sodass trotz eingeschränkter Lungenfunktion die Mobilität so lange wie möglich erhalten bleibt. Der Wunsch des Patienten hat hier Vorrang. Will der Patient überhaupt noch Übungen?
- Komplementäre Methoden wie Basale Stimulation, warme Wickel (Vorsicht bei schwachem Kreislaufzustand), Packungen, Umschläge, Vibrations- und Klopfmassage, Einreibungen mit ätherischen Ölen (Vorsicht: Allergiegefahr), Musiktherapie, Visualisierung können Linderung und Entspannung bringen.
- Eine ausgezeichnete Mund- und Lippenpflege und -befeuchtung[18]

[18] Siehe Kapitel Mundpflege.

- Das Aufstellen eines Luftbefeuchters (und nach Wunsch einer Aroma-lampe) stellt eine einfache Maßnahme zur Verbesserung des Raum-klimas dar.

2.2 Medizinische Therapie

Eine kausale Therapie ist indiziert, wenn der Nutzen für den Patienten höher ist als die Belastung. Besonders wenn der Patient zu Hause lebt, *muss* ein Notfallplan für akute Dyspnoeattacke erarbeitet und immer wieder mit allen Beteiligten besprochen werden.

Gezieltes Vorgehen bringt oft Erleichterung, zum Beispiel
- Die Gabe von Bronchodilatatoren bei Bronchospasmus,
- Die Punktion eines Aszites, der durch Zwerchfellhochstand Dyspnoe verursacht.
- Zur Unterdrückung von Hustenanfällen kann eine Inhalation mit Bupi-vacain ausprobiert werden.
- Die Morphiumgabe ist immer davon abhängig, ob der Patient bereits Opiate bekommen hat oder nicht. Schnellwirksames Morphium sollte 40 bis 45 Minuten vor belastenden, Dyspnoe auslösenden Pflege-maßnahmen gegeben werden. Wie bei der Schmerztherapie sollte auch bei der Dyspnoetherapie immer eine Morphium-Dyspnoereserve-dosis vorhanden sein.
- Bei Tachypnoe können Morphin oder Chlorpromazin Linderung brin-gen
- Bei angstinduzierter Dyspnoe: Diazepam oder Midazolam anbieten. Es muss allerdings klar gesagt werden, dass die Gabe von Benzodiazepin bei Atemnot noch nicht „evidence based" ist. Die Sedierung bei Atem-not kommt selten vor, wenn es ein klares und einfaches Vorgehen (Kri-senmanagement) gibt, das regelmäßig diskutiert und eingeübt wird. Für den Patienten und seine Angehörigen ist es oft sehr beruhigend zu wissen, dass es die Möglichkeit eines Krisenmanagements gibt.
- Bei akutem Lungenödem (identes Vorgehen bei kurativer und pallia-tiver Therapie): Furosemid + Morphium hilft rasch und zuverlässig durch Entwässerung einen massiven Hustenreiz und die Atemnot zu lindern. Das Problem der Gabe von Furosemid ist, um die Wirkung des Diuretikums messen zu können, sollte zur Erleichterung einer Bilan-zierung ein Dauerkatheter gesetzt werden. Das Setzen eines Dauer-katheters ist aber einerseits ein massiver Eingriff in der Intimsphäre des Patienten und zweitens auch mit einem hohen Verlust an Lebens-qualität und manchmal einer Bettlägerigkeit verbunden. So sollte das für und wider abgewogen und mit den Patienten besprochen werden.
- Tritt akut Atemnot auf, so schafft die parenterale Gabe von Opiaten rasche Erleichterung.

- Ist eine kausale Therapie nicht möglich, so versucht man, durch die Gabe von Opiaten allein oder mit Psychopharmaka (Anxiolytika) eine Dissoziation (Trennung) von Hypoxie und dem Gefühl von Lufthunger zu erreichen. Dazu werden die Opiate niedriger als bei der Schmerzbekämpfung dosiert.
- Die Gabe von parenteralen Anticholinergika führt einerseits zu einer Reduktion der Speichel- bzw. Bronchialsekretion und der gastrointestinalen Absonderung und anderseits zu einer Entspannung der glatten Muskulatur.
- Auch palliative Strahlen-, Laser-, Hormon- und Chemotherapie oder Punktion von Pleuraerguss können manchmal sinnvoll sein.
- Nutzen-Risiko-Analyse vor einer Antibiotika- oder Diuretikatherapie und vor eine Transfusion
- Für und Wider von Sauerstoffzufuhr:
  - Auf ausdrücklichen Wunsch des Patienten, wenn die Sauerstoffgabe seinen Leidensdruck vermindert
  - Sauerstoff kann zu Irritation der Nasenschleimhaut oder Druckulzera an der Nase führen: eine schonende und behutsame Nasenpflege muss durchgeführt werden
  - Die Sauerstoffmaske erschwert das Sprechen und dadurch die Kommunikation
  - Sauerstoff soll nicht während des Schlafes gegeben werden wegen Hyperkapnie-Gefahr
  - Für die Rückkehr nach Hause muss die Sauerstoffversorgung gewährleistet sein
  - Eine so genannte CO_2 Narkose hat in der Terminalphase manchmal mehr Vorteile als Nachteile.

Fast alle Medikamente, die das Zentralnervensystem dämpfen, lindern die Atemnot.

Es gibt einen Konsensus zur Best Practice bei Dyspnoe von der Expertengruppe der Schweizerischen Gesellschaft für Palliativmedizin, Pflege und Betreuung von 2003.

3. Todesrasseln[19]

Keine medikamentöse Therapie kann das Sicherheits- und Vertrauensgefühl ersetzen, das durch Ruhe, Da-Sein, aktives Zuhören, Empathie und Kompetenz entsteht.

---

[19] Siehe Kapitel Death Rattle.

Epigastrisches Syndrom

Die Patienten klagen oft über Unwohlsein in der Gegend des Epigastriums. Dieses Unwohlsein können sie schlecht beschreiben. Es handelt sich nicht um Schmerz im eigentlichen Sinn, sondern eher um ein Gefühl der Schwere, Völle, Übelkeit sowie um Blähungen (Flatulenz). Abgesehen von organischen Ursachen kann dieses Unwohlsein durch andere Ursachen ausgelöst werden.

1. Ursachen

- Medikamentennebenwirkungen wie z. B. Verstopfung
- Appetitlosigkeit, latenter anxio-depressiver Zustand
- Mangel an Bewegung, Bettlägerigkeit, Aszites

2. Therapie

In den meisten Fällen kann man durch folgende Maßnahmen die Situation erleichtern:
- Medikamentöse Therapieänderungen.
  Braucht der Patient wirklich alle verschriebenen Medikamente?
  Stimmen die Dosierungen und Kombinationen noch?
- Das Pflegeteam kann gemeinsam mit dem Patienten versuchen zu klären, was ihm gut tut, was er essen möchte. Appetitlich präsentierte, kleine Mahlzeiten können angeboten werden.
- Bei Blähungen:
  - Lockere, nicht einengende Kleidung
  - schluckweise Anis-Fenchel-Kümmeltee anbieten
  - Wärmeflasche anbieten, das Zimmer in Übereinkunft mit dem Patienten gut lüften
  - Sanfte Colonmassage mit Kümmelöl kann Linderung bringen (Intimität des Bereiches bedenken)
- Die eigenen Ressourcen des Patienten fördern: Spaziergänge oder -fahrten im Freien, Beschäftigung, Gesellschaft
- Gute Patienteninformation und Aufklärung: Zuhören und Begleiten. Ein kurzes Gespräch ist oft viel wirksamer als jede medikamentöse Therapie.

Exsikkose – Dehydratation

Pflegediagnose: "Flüssigkeitsdefizit"
„Dehydratation muss behandelt werden." Nach diesem Prinzip werden
Sterbende oft heute noch „gequält". Mehr und mehr Untersuchungen
beweisen eindeutig, dass routinemäßig durchgeführte künstliche Rehydratation bei Sterbenden nicht in jedem Fall sinnvoll ist und sogar eine
Reihe von Komplikationen wie z. B. Volumenüberlastung nach sich ziehen
kann. Überdies kann die Dehydratation für den Sterbenden unter Umständen Vorteile haben (siehe unten).
Der Patient soll bekommen, worauf er Lust hat: appetitlich zubereitet und
liebevoll verabreicht; nicht mehr und nicht weniger. Dies bedeutet u. a.,
dass das Glas erreichbar, tragbar, haltbar sein soll und nicht unerreich-
bar auf dem Tisch steht oder so voll ist, dass der Patient es nicht heben
kann, ohne sich dabei anzuschütten!
Leider wird das Verabreichen einer Infusion mit ärztlicher Behandlung
und pflegerischer Zuwendung gleichgesetzt, das Unterlassen hingegen
mit Vernachlässigung. Die Rehydratation um jeden Preis ist oft ein Zeichen der Hilflosigkeit der Helfer, wenn sie „nichts mehr tun können". Angehörige drängen zu einem Therapieversuch, oft aus unverarbeiteten,
unbewussten Schuldgefühlen heraus „das ist einen Versuch wert", man
soll „nichts unversucht lassen", ... Schließlich wird auch das Nahen des
sicheren Todes eindeutig bewusst. Das Sterben gehorcht anderen Geset-
zen als das Leben.
Wichtig sind in diesem Moment der Wille (Selbstbestimmungsrecht) und
das Empfinden des Patienten. Während bei akuter Dehydratation ein un-
stillbares Durstgefühl als Folge einer ausgeprägten Natriämie auftritt,
bewirkt die langsame Dehydratation in erster Linie Mundtrockenheit.
Bei Schwerkranken ist die verminderte Aufnahme von Flüssigkeit unter
Umständen im Rahmen des Rückzugs aus den Lebensaktivitäten normal.
Die biologisch-physiologische Dehydratation ist Teil des Sterbeprozesses.
Eine Rehydratation würde dem Patienten mehr Schaden als nützen. Eine
massive Flüssigkeitszufuhr in der letzten Lebensphase kann aufgrund
von physiologischen Vorgängen nicht mehr verarbeitet werden. Dies führt
zu Flüssigkeitsdepots in verschiedenen Organen.

1. Ursachen

Flüssigkeitsverlust durch:
- Diarrhoe, Blutungen, Erbrechen, Fisteln
- erhöhte Harnproduktion während der Bettlägerigkeit
- Hyperhydrose, Hypersalivation, Ascites, Fieber
- Medikamentennebenwirkungen und Polypragmasie
- Ileus
- Anorexie, Kachexie, grande Fatigue, Verwirrtheit

 ## 2. Die Vorteile der Dehydratation sind

- Weniger Urinproduktion. Der mühsame, anstrengende, oft als erniedrigend empfundene Toilettengang wird seltener. Der Patient braucht die Bettschüssel weniger, das bedeutet weniger Schmerzen beim Heben, Sitzen und Drehen. Es ist kein störender Dauerkatheter nötig. Die geringe Urinmenge kann eventuell nach Übereinkommen mit dem Patienten mit einer Einlage aufgefangen werden. Die Pflege – besonders zu Hause – wird einfacher.
- Die Bildung von Flüssigkeit im Magen-Darm-Trakt ist reduziert. Der Patient erbricht weniger, vor allem wenn er einen Subileus oder Ileus hat.
- Es werden weniger Rachen- und Bronchialsekrete gebildet. Die Tortur des Absaugens ist kaum notwendig. Das „Todesrasseln" bzw. die Gefahr der Atemnot durch Lungenödem sind seltener oder verschwinden.
- Weniger Flüssigkeitsansammlung in den Beinen, weniger Aszites und Tumorödem führen zu einer Linderung der Beschwerden.
- Schläfrigkeit, weniger Unruhe
- Weniger Darmmotilität, Erbrechen und Übelkeit
- Natürliche Analgesie durch Ausschüttung von Endorphinen und durch die Hungerketose
- Dehydratation als gezielte therapeutische Intervention.

3. Probleme, die eine Unterlassung der Rehydratation mit sich bringen kann

- Achten auf gesteigerte Decubitusgefahr[20] durch Abnahme des Hautturgors
- Mundtrockenheit, die Zunge „klebt", Beigeschmack im Mund. Durstgefühl und Mundtrockenheit dürfen nicht gleichgesetzt werden. Wobei man nicht vergessen darf, dass eine Flüssigkeitszufuhr die Mundtrockenheit nicht bessert. Eine Mundtrockenheit kann nur durch eine ausgezeichnete individuelle Mundpflege gelindert werden.
- Manchmal treten Fieber und Kopfschmerzen auf
- Muskelkrämpfe durch Störung des Elektrolythaushalts
- Medikamentenkumulation durch Niereninsuffizienz
- Obstipation und eventuell zäher, trockener Schleim
- Bewusstseinstörung, Orthostase-Syndrom, Lethargie und Schwäche, grande Fatigue
- Rastlosigkeit und Verwirrtheit: Hier ist es schwer, zu beurteilen, welche Rolle die Dehydratation und welche die Angst vor dem Tod spielen.
- Erhöhte Unsicherheit von Angehörigen und im Team
- Höherer Pflegeaufwand: intensivere Mundhygiene und Decubitusprophylaxe

Diese Probleme können so belastend für den Patienten sein, dass sie zur Indikation für eine kurzfristige gezielte therapeutische subcutane Rehydratation werden.

Es ist wichtig zwischen akuter Dehydratation durch Durchfall, Blutung, Erbrechen und langsamer Dehydratation in der Terminalphase zu unterscheiden. Manche der genannten Probleme werden als solche in der Sterbephase relativiert.

4. Therapie des Nicht-Eingreifens

Die Therapie des Nicht-Eingreifens bedeutet einen maximalen Aufwand an pflegerischer und ärztlicher Betreuung. Behandlung der Angst, gute Titrierung der Schmerztherapie, längere Anwesenheit am Krankenbett, auf die Wünsche des Patienten eingehen, Betreuung der Angehörigen und Sterbebegleitung sind erforderlich. All das kann sehr zeitaufwendig und emotional sehr belastend sein. Es muss gründlich erhoben werden, ob das gesamte Team, einschließlich Patient und seine Angehörigen dazu

---

[20] Siehe Kapitel Decubitus.

bereit sind. Vor- und Nachteile der Rehydratation müssen genau durchbesprochen werden: realistisch, objektiv und mit möglichst wenigen unkontrollierbaren, emotionalen Elementen vonseiten der Pflegenden. Die
Angehörigen brauchen angesichts des nahenden Todes volle Unterstützung. Sie werden zeitweise in Gewissenskonflikte kommen, besonders
wenn liebevolle Nachbarn gut gemeinte Ratschläge geben. Pflegende
sollten den Angehörigen zeigen, was sie noch alles für ihren Patienten
tun können: Mundpflege, persönliche Zuwendung, Berührung, Sprechen
in kurzen, einfachen Sätzen.
Die meisten Sterbenden können bis vor ihrem Tod kleine Schlucke zu sich
nehmen bzw. durch Körpersprache äußern, ob sie Durst haben oder nicht:
Mund öffnen, Lippen fest zuhalten, Kopf wegdrehen, ...
Während bei onkologischen Patienten aufgrund der infausten Prognose
die Terminalphase oder Krankheit erkennbar ist, lässt sich diese beim
AIDS-Patienten und bei geriatrischen Patienten oft nur unklar zeitlich
abgrenzen. Jede akute Erkrankung kann die terminale Phase einleiten.
Oft ist es eine Pneumonie.

 **5. Entscheidungshilfe: die W-Fragen von Dr. Vogel,
Luzern**

Wer will die Rehydratation: Der Patient? Die Familie? Das Team?
Warum wird diese Intervention gewünscht? Um die Symptome zu kont-
rollieren? Als Nahrungszufuhr? Um etwas zu tun, was konventioneller-
weise getan wird? Um das Leben zu verlängern?
Welche sind die Risiken und welche sind die Vorteile für diesen speziellen
Patienten?
Wo wird der Patient gepflegt? Schließt eine Rehydratation eine Rückkehr
nach Hause aus?
Wann im Verlaufe der Krankheit wird eine Rehydratation in Betracht ge-
zogen?

Weitere Fragen:
Welche Prognose kann gestellt werden?
Was ist das Ziel der Behandlung?

Bei Verwirrtheit, Muskelkrämpfen oder Medikamentenakkumulation kann
eine subcutane Rehydratation (Hypodermoclysis) von 500 ml Na Cl phys.
über 24 Stunden versucht werden. Nach 24 Stunden soll eine neuerliche
Begutachtung stattfinden: Hat die Indikation etwas gebracht?

Harnwegssymptome

1. Physiologie der Miktion (des Harnlassens)

Der Miktionsreflex ist ein autonomer Reflex, der – durch Erlernen – der willkürlichen Inhibition durch den Stirnlappen des Palliums unterstellt ist. Störungen des zentralen Nervensystems zwischen dem Cortex cerebri und dem Rückenmarksegment L2 verursachen den Verlust dieser willkürlichen Kontrolle. Die Verletzungen oberhalb des 10. Brustwirbels werden hauptsächlich Sympathikussymptome verursachen und während der unwillkürlichen Miktion von Spasmen im Bereich der Harnblase und der unteren Extremitäten begleitet. Die Harninkontinenz wird durch öftere Entleerung von kleinen Mengen bei gleichzeitig fast leerer Blase gekennzeichnet.
Eine lumbosakrale Verletzung oder eine Verletzung der peripheren Nervenbahnen hingegen stört den Reflexbogen und verursacht Harnretention. Die Rückenmarkverletzungen auf der Höhe von L1 – L2 oder Verletzungen der peripheren Nervenbahnen werden hauptsächlich von Parasympathikussymptomen begleitet. Die Harnblase erscheint atonisch, es kommt zu Harnretention mit Harninkontinenz durch Überlaufblase. Diese Harninkontinenz ist durch seltene, massive Harnentleerung mit großer Menge an Restharn gekennzeichnet.

2. Harninkontinenz

Die Frage ist: ist der Patient wirklich inkontinent oder einfach zu schwach oder zu langsam?
Die Prophylaxe von „Zwischenfällen/Ausrutschern" ist die beste Therapie: Harnflasche, Leibschüssel oder Leibstuhl in der Nähe halten, individuell angepasste geeignete, geruchsbindende Vorlagen anbieten.
Folgende Fragen sollten überlegt werden:
- Liegt eine Pollakisurie vor (häufiges Wasserlassen in kleinen Mengen bei fast leerer Harnblase) oder eine Harnretention (Harnverhalten trotz gefüllter Harnblase)?
- Bestehen Spasmen im Urogenitaltrakt?
- Besteht ein Harnweginfekt? Der Einsatz von Antibiotika sollte bei schmerzhaften Harnweginfekten mit oder ohne Begleitsymptom wie

störendem Geruch, Pyurie, Schüttelfrost, Fieber, Pruritus selbstverständlich sein. Ein Harnwegsinfekt spricht oft nicht auf eine Schmerztherapie an. Es sollte mit der Gabe von Sulfonamiden begonnen werden, auch wenn noch kein Befund vorliegt. Bei einem Zufallsbefund
ohne jegliche Symptomatik ist eine Antibiotikatherapie momentan
möglicherweise nicht angebracht.

- Kommt es zu mechanischer Reizung im Rahmen einer Infiltration der
  Harnblase durch Tumormassen (Rektum, Gebärmutter, Prostata, ...)?
  Normalerweise gibt es keinen Miktionsschmerz; In Ausnahmefällen
  wird die Miktion von Spasmen begleitet.
- Ist Blut im Harn vorhanden (Mikro- oder Makrohämaturie)?

3. Therapien

- Sind Harnblasenspasmen vorhanden, kann man die Gabe von Butylscopolamin (Spasmolytikum), Baclofen (zentrales Muskelrelaxans) oder
  Amitriptylin (trizyklisches Antidepressivum) versuchen. Amitriptylin
  wird am Abend für die Nacht gegeben. Versagen diese Medikamente,
  muss eine Blockade des Plexus Coeliacus in Erwägung gezogen werden. Blasenspasmen können den Harnfluss neben dem Katheter her-
  auspressen. Sie sind auf jeden Fall physiologisch und psychologisch
  für den Patienten sehr unangenehm, auch wenn sie nicht immer sehr
  schmerzhaft sind. Pflegerisch soll der Patient aufgefordert werden,
  soweit es möglich ist, mehr zu trinken. Eine Wärmetherapie mit Wickel
  oder Wärmeflasche kann eine Linderung bringen.
- Bei Blasentenesmen (beständiger schmerzhafter Harndrang) gibt es
  mehrere mögliche Ursachen:
  - Dauerkatheter: liegt falsch, ist infiziert, ist verkrustet. Die Therapie
    ist eine Katheterkontrolle mit der Überlegung, ob der Katheter noch
    wirklich notwendig ist? Gibt es keine Alternative? Kann die Ballon-
    größe reduziert werden? Eine perfekte Intimpflege soll durchgeführt
    werden und eine Blasenspülung in Betracht gezogen werden.
  - Bei Phantomschmerz nach Zystektomie, Zystitis durch Strahlen-
    oder Chemotherapie, Tumor: Symptomtherapie
- Liegt eine Fibrose nach einer Strahlentherapie vor? Hier helfen manchmal Kortikoide, anderenfalls muss ein Dauerkatheter gelegt werden.
- Generalisierte Blasenschmerzen (bei primärem Karzinom) können
  manchmal mit Hilfe von Prostaglandin-Synthesehemmern wie Ibu-
  profen, Metamizol gelindert werden, anderenfalls muss auf Opiate zu-
  rückgegriffen werden. Vorsicht ist jedoch bei Morphium geboten: bei
  Patienten mit Prostatahypertrophie können Blasenspasmen verstärkt
  bzw. eine Harnretention ausgelöst werden.

- Hämaturie: die erste Frage ist: ist es wirklich eine Hämaturie oder eine rote Verfärbung durch:
  - Medikamente wie Metronidazol, Phenazopyridin, Nitrofurantoin, Diphenylhydan
  - Roter Rüben Saft, Rhabarber
  - Fistel

Die Therapie ist, zuerst Ruhe bewahren und aufklären. Eine Blasenspülung kann Linderung bringen. Eine Strahlen- oder eine Lasertherapie könnten eine lokale Blutstillung bewirken.

4. Harnretention

Die Harnretention wird sehr oft wie die Obstipation in ihrer Bedeutung unterschätzt.

4.1 Ursachen

- Alle Medikamente, die anticholinerge Wirkung haben, können vor allem bei Männern eine Harnretention auslösen, da sie den Blasenhalstonus verstärken.
  Um einige zu nennen: Phenothiazin, trizyklische Antidepressiva, Antihistaminika, Haloperidol, Cyclizin und Opioide
- Kotstein im Rektum
- Knochenmarkkompression
- Tumormasse mit Einengung des Blasenhalses

4.2 Begleitsymptome

- Unruhe, Verwirrtheit
- Schmerzen
- Urämie, Harndrang

4.3 Therapien

- wahrscheinlich zuerst katheterisieren: maximal 400 bis 500 ml auf einmal ablassen, da sonst eine Blutungsgefahr besteht
- Medikamentengabe überprüfen
- Symptomtherapie: Abflussstörungen durch Nierenfistel oder Ureterschienung beseitigen.

Hirnmetastasen

Hirnödeme oder Metastasen verursachen automatisch einen Anstieg des Hirndruckes. Es ist davon auszugehen, dass zirka 30 % alle Krebspatienten irgendwann Hirnmetastasen haben. Bei 20 % der Patienten mit Hirnmetastasen treten epileptische Anfälle auf.
Die überwiegende Mehrzahl, 70 bis 80 % der Patienten, die unter Hirnmetastasen leiden, haben mehrere Hirnmetastasen.
Die Cephalgie als Folge von Hirnmetastasen kann nur symptomatisch behandelt werden.

 1. Begleitsymptome

Kopfschmerzen aufgrund von Hirnmetastasen sind anfangs nicht konstant und machen nicht aktivitätsunfähig. Der Arzt muss sehr aufmerksam sein. Es gibt Warnzeichen und die Befragung kann Zusatzindizien geben:

- Ist der Patient anfällig für Kopfschmerzen oder Migräne? Wie sind die Kopfschmerzen? Art, Lokalisation, Intensität?
- Leidet er unter Übelkeit und Erbrechen? Wie erfolgt das Erbrechen? Schwallartig mit oder ohne Übelkeit?
- Hat er Sehstörungen: Hemianopsie (Halbseitenblindheit), Diplopie (Doppeltsehen), zunehmende Blindheit? Sehschwäche oder Verlangsamung der Sehakkommodation sind weniger bedeutend, besonders bei Patienten, die Narkotika nehmen.
- Hat der Patient Konzentrations- und Aufmerksamkeitsstörungen?
- Leidet er unter einem auffälligen, sehr störenden Schluckauf?
- Leidet er unter Sensibilitätsstörungen?
- Gibt es motorische Störungen, Schwäche in den Extremitäten?
- Hat er Gleichgewichtsstörungen, Ataxie (Störung der Bewegungskoordination) oder ist er nur extrem schwach? (Schwäche kann unspezifische Gleichgewichtsstörungen hervorrufen)
- Hat er halluzinatorische, akustische oder visuelle Störungen, bei denen es sich nicht um Nebenwirkungen von Medikamenten handelt?
- Hat sich nach Aussage der Angehörigen der Charakter des Patienten oder sein Handeln verändert?

Halluzinationen sind dem Patienten oft bewusst, da er aber selbst über diese Tatsache erschrickt und sie nicht verstehen kann, spricht er selten von sich aus darüber. Er hat Angst, die Kontrolle über sich selbst zu verlieren und „verrückt„ zu werden. Es bedarf großen Vertrauens und feinfühliger Befragung, um ihm die Möglichkeit zu geben, sich auszusprechen. Die Verhaltensveränderungen können am Anfang so diskret sein, dass die Umgebung sie nicht wahrnimmt. Wenn sie wahrgenommen werden, werden sie oft als Reaktionen auf die Krankheit interpretiert.

Das Auftreten eines dieser Symptome sollte an Hirnmetastasen denken lassen, besonders bei einem Patienten, der schon durch einen Lungen-, Brust-, Prostata- oder Nierenkrebs vorbelastet ist. Zur Abklärung des Verdachts wird in den meisten Fällen eine Computertomografie durchgeführt werden.

2. Therapien

Wenn die Kopfschmerzen auf Salizylsäure mit oder ohne Kodein nicht ansprechen und ein Hirnmetastasenbeweis besteht, gibt es mehrere mögliche Symptomtherapien:

- **Zuerst** Dexamethason mit hoher Anfangsdosis, um erhöhten Hirndruck zu senken. Dexamethason ist gleichzeitig Stimmungserheller und Appetitanreger. Wenn Dexamethason als Einzeltagesdosis in der Früh nach dem Frühstück gegeben wird, kann eine mögliche Schlaflosigkeit vermieden werden. Sollten sich die Symptome unter Dexamethason verschlechtern, ist die Beibehaltung der Therapie zu überlegen. Dexamethason sollte nicht abrupt abgesetzt werden, sondern die Therapie ist durch schrittweises Reduzieren der Dosis zu beenden. Nebenwirkungen wie Cushing Syndrom oder Mundcandidose sind abzuwägen, besonders wenn die Alternative unerträgliche Schmerzen mit Bewusstseinsveränderungen ist.
- **Weiters:** Palliativstrahlentherapie als Schmerzlinderung. Bei fast einem Drittel aller Hirnmetastasen sind die unerträglichen Schmerzen durch das peritumoröse Ödem verursacht. Die Palliativstrahlentherapie kann selbst als Erstreaktion ein Hirnödem produzieren. Die Symptome verstärken sich. Als Begleittherapie hat sich Dexamethason bewährt. Bei diffuser fortgeschrittener Hirnmetastasierung muss kritisch erwogen werden, ob eine Strahlentherapie stattfinden soll. Der Tod durch Hirnmetastasen kann möglicherweise weniger schmerzhaft sein als durch andere Ursachen.
- Opiate, Paracetamol und Salizylsäure können zusätzlich gegeben werden.
- Gabe von Antihistaminika als Antiemetika

- Reservemedikament für Krampfanfälle bereithalten[21]
- Eine medizinische Maßnahme ist selten wirksam, wenn der Patient und seine Angehörigen nicht durch eine qualifizierte Pflege begleitet werden:
  - Vertrauensbasis schaffen
  - Begünstigende oder ursächliche Faktoren[22] mit dem Patienten und seinen Angehörigen ermitteln, vorbeugen und soweit wie möglich reduzieren
  - Lärm- und Lichtquellen so gering wie möglich halten
  - Optimale Lagerung suchen: Oberkörper hoch, Querbett sitzen, Lehnsessel
  - Patienten und Angehörige informieren, dass es physiologische Ursachen gibt, d. h. der Patient nicht „verrückt wird"
  - Klare, einfache und logische Fragen, Sätze und Anweisungen verwenden
  - Empathie und Respekt
  - Hilfe von Psychologen, Seelsorger, … einsetzen.

Auf der Neurochirurgie ist meistens eine einzige symptomatische Hirnmetastase eine Operationsindikation. Es ist genau abzuwägen und zu klären:
  - Wie viel Überlebensmonate wird von der Neurochirurgie im Vergleich zu anderen Symptomtherapien erwartet?
  - Mit welcher Spitalaufenthaltsdauer?
  - Mit welchen Risiken und welcher Lebensqualität?

Für einige Patienten bedeutet die Neurochirurgie Heilung. Die Operation heilt, indem sie das „Böse" wegschneidet.

---

[21] Siehe Kapitel Konvulsionen.
[22] Siehe Kapitel Verwirrtheit.

Hyperhidrose – übermäßige Schweißbildung

Sie tritt hauptsächlich nachts ein. Die Hyperhidrose beeinträchtigt die Nachtruhe und das Wohlbefinden massiv. Symptome und Schmerzen können dadurch verstärkt auftreten. Wie viele andere Symptome ist die Hyperhidrose multifaktoriell.

In der Hauskrankenpflege bedeutet die nächtliche Hyperhidrose große Belastung auch für die Angehörigen: den Patienten waschen, das Bett frisch überziehen, Wäsche waschen, ..., und damit wiederholte, oft ausgedehnte Unterbrechungen der Nachtruhe. Dies führt zu Erschöpfung, Unausgeglichenheit und manchmal unbeabsichtigter Gewalt durch Unachtsamkeit, Überforderung und Übermüdung.

1. Ursachen

- Zusatzinfektion der Atem- oder Harnwege mit oder ohne Atemnot
- Der Tumor selbst oder Metastasen
- Medikamente, Hormontherapie
- Angst, Stress, Schmerz
- Endokrine, neurologische und hormonelle Ursachen
- Ungeeignete Bettwäsche, überhitzte Räumlichkeiten, ...

2. Therapie

- Absenken der Temperatur, leichte Bettwäsche aus Naturfasern
- Wenn möglich ausreichende Mengen Trinken, um den Flüssigkeitsverlust zu kompensieren. Dies ist besonders wichtig, wenn der Patient Morphium bekommt, um eine Opioidkumulation und eine gesteigerte Verwirrtheit zu vermeiden
- Häufigere Mundpflege
- Schweißreduzierende Ganzkorperwäsche mit Salbei (2 EL Salbei auf einen Liter Wasser 4 Minuten ziehen lassen). Einen Liter Salbeitee auf 5 Liter Waschwasser.
- Basale beruhigende Ganzkörperwaschung kann auch Linderung bringen
- Eine pflegerische Kontrolle des Hautzustandes, besonders in den Hautfalten und an den Druckstellen, soll sorgfältig durchgeführt werden. Es

sollen nur fettfreie Pflegemittel benützt werden, um die Atmungsaktivität der Hautporen nicht zu verhindern (Feichtner, 2006).

- Häufiges Wechseln der Bettwäsche und Kleidung
- Entspannung, Psychotherapie bei Angst und Stress
- Eine Inhalation mit Salbei-Extrakt kann versucht werden oder Salbeitee zum Trinken anbieten
- Wenn möglich Behandlung der Grundkrankheit
- Medikamente können zusätzlich hilfreich sein:
  - H^2-Blocker: Cimetidin oder Ranitidinhydrochlorid, jeweils abends eingenommen
  - NSAID: Indometacin morgens nach den Mahlzeiten oral oder rektal genommen
  - Dexamethason nach dem Frühstück kann eine Linderung bringen bei Hyperhidrose durch Lebermetastasen oder Opioide.
  - Niedrige Dosierung von ß-Blockern: Propranolol (nur wenn keine Kontraindikationen vorliegen wie z. B. Herz- oder Lungeninsuffizienz).
  - Paracetamol als Fiebersenker.

Hyperkalzämie

Die Hyperkalzämie (ab einem korrigierten Kalziumwert über 2,65 mmol/l) ist die häufigste metabolische Komplikation im fortgeschrittenen Stadium.

1. Ursachen

- Knochenmetastasen, Neoplasie
- Vom Tumor ausgehende Produktion von Parathormon
- Nephropathie, Niereninsuffizienz

2. Symptome

- Der Patient weist oft einen verminderten Albuminspiegel im Blut auf
- Übelkeit und Erbrechen, Appetitlosigkeit
- Verwirrtheit, oft mit Angst verbunden
- Somnolenz mit Bewusstseinstrübung (geringe subjektive Wahrnehmung der Beschwerden) und kognitive Störungen
- Depression
- Verstärkte Schmerzen
- Verstopfung
- Durst und Polyurie
- Kardiologische Symptomatik in der Folge

Das Ansteigen der Kalzämie führt durch eine Depression des Zentralnervensystems zu zunehmender Schläfrigkeit und Müdigkeit. Das Erbrechen verschwindet von selbst, und die Patienten fallen in ein Koma. Der Tod kann durch plötzliches Herzversagen eintreten.

3. Therapien

Hauptziel ist die Verbesserung der Symptome. Eine Hyperkalzämie entsteht langsam über mehrere Tage und nicht akut.
- Wenn möglich Rehydratation.

- Bei tumorinduzierter Hyperkalzämie kann ein Versuch mit Bisphos-phonat wie Clodronsäure/Clodronat, Pamidronsäure/Pamidronat unter-nommen werden. Es kann zu einer Verminderung der Verwirrtheit und der Übelkeit führen. Damit wird ein Gespräch mit dem Patienten möglich. So kann noch einmal klargestellt werden, was seine Wün-sche sind, welche Vorgangsweise für die Zukunft gewählt werden soll. Bei venöser Gabe ist ein sehr guter Venenzugang unbedingt notwen-dig. Die Infusionslösungen müssen kalziumfrei sein, sonst kommt es zu einer Ausfällung schwer lösbarer Kalziumkomplexe. Clodronat mit NaCl verdünnt kann subkutan über vier bis sechs Stunden verab-reicht werden. Die Wirkung zeigt sich innerhalb von zwei bis drei Ta-gen. Bisphosphonate hemmen die Osteolyse an den Osteoklasten. Dadurch senken sie den Serumcalciumspiegel und unterdrücken ektope (Abwanderung) Calciumablagerungen. Gleichzeitig lindern sie durch Osteolysen verursachte Knochenschmerzen. Die Dosierung ist nicht nur vom Ausmaß der Hyperkalzämie abhängig, sondern auch von der Nierenfunktion.
- Glukokortikoide haben einen blockierenden Effekt auf die Osteoklas-ten aktivierende Faktoren und verhindern einen Teil der Kalziumre-sorption aus dem Gastrointestinaltrakt.
- Das Schilddrüsenhormon Calcitonin hemmt als Gegenspieler des Parathormons den Knochenabbau und fördert die Knochenbildung durch Osteoblasten. Es trägt zu einer raschen Senkung des Calcium-spiegels bei. Es wirkt sehr rasch, aber nur sehr kurz. Calcitonin gibt es auch als Nasalspray. Die erste subkutane Calcitonin-Gabe sollte nur eine halbe Dosierung (50 I.E.) sein, denn sie kann zu einem unan-genehmen Flash führen. Die Injektionen sind schmerzhaft. Beim Spritzen unbedingt vorinformieren.

Ileus – Darmverschluss

Ein Ileus entsteht in der Palliativbetreuung meistens nicht von heute auf morgen.

1. Ursachen

- Obstipation[23], paralytischer Ileus
- Raumfordernder Tumor, mechanischer Ileus
- Obstipation, Ileus und Einengung des Darmvolumens sind oft gemeinsam vorhanden
- Folgen von Chirurgie, Chemo- oder Strahlentherapie: Adhäsionen
- Nebenwirkungen von Medikamenten

2. Symptome

- Darmverschluss im oberen Magen-Darm-Trakt: Erbrechen, krampfartige Schmerzen, Stenose.
- Darmverschluss im unteren Magen-Darm-Trakt: anfallsartig auftretende Schmerzen, Dehnung der Bauchdecke, weder Stuhl noch Darmgase.
- Mundtrockenheit, die Zunge „klebt"
- Isolation auf Grund von Darmgeräuschen
- Unwohlbefinden

3. Therapie

Ein Patient mit Ileus kann auch ohne Operation noch mehrere Tage bis Wochen leben.
- **Zuerst** Absetzen aller Prokinetika und Laxanzien
- **Dann** gründliche Überlegung:
  - Was will man erreichen?
  - Was kann erreicht werden?

---

[23] Siehe Kapitel Obstipation.

- In einem Fall kann es angezeigt sein, eine Colostomie zu empfehlen, in einem anderen das Anlegen einer perkutanen Gastrostomie zur Druckentlastung, und im dritten Fall eine rein medikamentöse, symptomatische Behandlung.
- **Auf jeden Fall** Vermeidung von Durst- und Hungergefühl und ausgezeichnete psychische Betreuung. Die Patienten fühlen sich oft elend und haben Angst.
  - Ausgezeichnete Mundpflege[24]
  - Ruhe
  - Geruchsvermeidung
  - Angehörigenschulung: was bedeutet der Ileus für den Patienten?
  - Gespräch mit dem Patienten, um seine Ängste überwinden zu helfen.
  - Nierentassen und Zellstoff sollten in genügender Menge immer verfügbar sein.
- Medikamentöse symptomatische Behandlung:
  Je nach Höhe der Obstruktion und je nach Symptomatik: ·
  - Butylscopolamin wirkt bei kolikartigen Schmerzen und reduziert die Sekretion. Butylscopolamin kann s.c. verabreicht werden
  - Scopolamin reduziert die Magensekretion und sediert zusätzlich
  - Octreotid vermindert die Sekretion
  - Metamizol wirkt gegen Spasmen
  - Calcitonin hemmt die Pankreas- und Magensekretion, stellt also das kranke Organ ruhig, dadurch wird eine gewisse Schmerzlinderung erzielt
  - Haloperidol vermindert die gastrointestinale Sekretion und wirkt antiemetisch[25]
  - Metamizol Metoclopramid wirkt zwar gegen Nausea und Übelkeit verstärkt aber die Motilität des Darmes im oberen Magen-Darm-Trakt. Deswegen soll Metoclopramid nicht bei Unterbauch-Ileus gegeben werden
  - Dexamethason reduziert das Tumorödem und wirkt antiemetisch.

Magensonde: (mag für viele Leser überraschend klingen) viele Patienten bevorzugen das spontane Erbrechen ein- bis zweimal täglich gegenüber der Dauerbelastung durch eine Magensonde. Ohne Magensonde können sie noch kleine Mengen essen und trinken (besonders kalte Getränke, Speiseeis, Sorbets, etc.). Die größte Nebenwirkung der Magensonde ist ein schmerzhafter Nasendecubitus.

---

[24] Siehe Kapitel Mundpflege.
[25] Siehe Kapitel Nausea und Übelkeit.

Infektion

Die Infektionsanfälligkeit tritt im Verlauf einer chronisch progredienten Erkrankung häufig auf. Sie wird oft durch
- die spezifische Therapie (Strahlen-, Chemotherapie)
- durch die Verletzung der Haut (venöser Zugang, PEG-Sonde, Dauerkatheter, ...) verstärkt.

Die Frage ist dann: Ist eine kausale Therapie sinnvoll? Eine antibiotische, antimykotische Therapie ist sicher sinnvoll, wenn sie belastende Begleitsymptome der Infektion vermindern kann, und dadurch die Lebensqualität des Patienten erhöht.

 ## 1. Symptome

- Fieber, wobei Fieber oft ein Teil des natürlichen Sterbevorganges ist und im Terminalstadium nicht immer eine Infektion begleitet.
- Schüttelfrost
- Verwirrtheit, Schmerzen und Nausea

 ## 2. Therapie

- Die Verwirrtheit, die durch die Dehydratation hervorgerufen wird [26]
- Fiebersenkende Medikamente sind z.B. Paracetamol und Metamizol
- Auf jeden Fall:
  - Für ausreichende Ruhe sorgen
  - Vermeidung von Durstgefühl[27]
  - Ausgezeichnete Körperpflege, da feuchte Haut schneller wund wird. Öfters körpererfrischende Waschungen anbieten (mit einer Spur Lavendelöl oder Pfefferminzöl). Das Gesicht mit feuchtem Tuch kühlen. Wadenwickel anbieten.
  - Frische, kühle Bettwäsche und bei Frösteln gut zudecken.

---

[26] Siehe Kapitel Exsikkose.
[27] Siehe Kapitel Mundpflege.

Insomnia – Schlaflosigkeit

Es gibt eine komplexe Korrelation zwischen Schmerz und Schlaf, die u. a. durch die emotionale Komponente des Schmerzes verursacht wird (Stiefel/Stagno, 2004). Patienten, die unter chronischen Schmerzen und Depression leiden, haben eine erhöhte Wahrscheinlichkeit, Schlafstörungen zu entwickeln.

Schlaflosigkeit kommt relativ häufig vor. Es ist ein Symptom. Menschen mit fortgeschrittenen Krebserkrankungen sind häufiger davon betroffen als andere Patienten. Besonders in der Hausbetreuung werden Schlafstörungen zum Problem, da die Angehörigen vollkommen ausgelaugt sind. Diese Störungen können sogar Grund für eine stationäre Aufnahme sein. Ein Ziel soll sein, die Chronifizierung von Schlafstörungen zu verhindern.

 1. Fragen in Zusammenhang mit Schlaflosigkeit

Eine gründliche Erhebung der Schafanamnese ist geboten.

- Wie waren die früheren Schlafgewohnheiten des Patienten?
- Was hat er früher gegen Schlafstörungen getan? Was hat er als hilfreich erfahren? Hat er Medikamente genommen?
- Wo liegen jetzt die Schwierigkeiten? Sind es Einschlaf-, Durchschlafstörungen, Störungen der Schlaftiefe, ist der Schlaf nur von kurzer Dauer, erlebt der Patient Albträume, hat sich sein Schlafrhythmus einfach umgekehrt (Tag/Nacht)?
- Sind es die Sorgen?
- Wie verläuft das familiäre Leben?
- Welche Aktivitäten übt er tagsüber aus?
- Wie erlebt der Patient seinen Schlaf (subjektive Wahrnehmung des Schlafes)?
- Welche Auswirkungen haben die Schlafstörungen auf den Tagesablauf, auf sein Leben? Und was bedeutet dies für ihn?
- Was könnten aus Patientensicht die Ursachen für die Schlafstörungen sein?

2. Ursachen

- ALS
- Symptome, die unzureichend gelindert sind, wie
  - Harnwegsymptome: Dysurie, Pollakisurie, plötzlicher Harndrang, Inkontinenz.
  - Atemnot, Dyspnoe, Reizhusten
  - Pruritus
  - Schmerzen
  - Nächtliche Krämpfe: Restless-legs-Syndrom
  - Nächtliche Hyperhidrose
- Umfeld:
  Wie waren die bisherigen Gewohnheiten des Patienten und seiner Familie?
  - Lärm (ein Jugendlicher ist bisher vielleicht nur mit seiner Lieblings-musik oder vor dem Fernsehschirm eingeschlafen) oder im Gegen-teil: Ruhe.
  - Unbequeme Lagerung, die der Patient nicht mehr allein ändern kann.
  - Aufputschende Getränke am Abend (sehr individuell).
  - Schläfchen tagsüber aus Müdigkeit, Schwäche oder Verdruss.
  - Institutionalisierung: Verlust von vertrauter Umgebung und Gewohn-heiten
- Medikamente
  - Diuretika, die zu spät genommen werden.
  - Zu viel Beruhigungsmittel tagsüber.
  - Kortikoide, bei deren Gabe das Verhältnis zwischen Wirkungsdauer und zirkadianem Rhythmus nicht berücksichtigt wurde.
  - Opioide können Albträume hervorrufen
  - Bestehende Medikamenten- bzw. Alkoholabhängigkeit, die über-sehen wurde
  - Entzugserscheinungen bei bestehender Medikation.
- Ängste[28]
  - Werden meistens von Einschlafstörungen begleitet.
  - Angst im Schlaf zu sterben.
  - Angst im Hinblick auf Therapien und den Fortschritt der Krankheit.
  - Familiäre, berufliche, finanzielle Sorgen.
  - Unerledigte Angelegenheiten.
  - Existenzielles Leiden
- Depression[29], Verwirrtheit[30], Agitation

---

[28] Siehe Kapitel **Angst und Depression.**
[29] Siehe Kapitel **Angst und Depression.**
[30] Siehe Kapitel **Verwirrtheit.**

Depression wird in den meisten Fällen von morgendlichen Schlafstörungen und frühem Erwachen begleitet.
Schlaflosigkeit ist oft lange Zeit das einzige Symptom einer Erkrankung.

 ## 3. Therapien

Da die Patienten oft unangepasst auf Schlafstörungen reagieren, sollten unbedingt vor dem Beginn einer medikamentösen Therapie alle anderen Methoden ausgeschöpft werden. Medikamente können nur zusätzlich zu folgenden Maßnahmen angeboten werden:
- Menschliche Zuwendung
- Hausmittel: warme Milch mit Honig, 1/8 Rotwein, Orangenblütentee, Johanniskrauttee bei depressiver Grundstimmung, ...
- Gespräche: der Patient muss die Möglichkeit haben, seine Ängste und Sorgen auszudrücken. Diese Gespräche sollen nicht am Abend stattfinden. Sie sollen bei Bedarf Platz für das Erleben des Patienten von medizinischen Behandlungsgrenzen lassen und den bestmöglichen Umgang für diesen Patienten mit der Situation aufzeigen.
- Familienunterstützung: Gespräche, Sitzwache anbieten, ...
- Den Tag-Nacht-Umkehrrhythmus respektieren.
- Milieutherapeutische Maßnahmen wie eine schwache Lichtquelle im Raum anbieten.
- Entspannungsmethoden: Basale Stimulation, Relaxationsmassage, autogenes Training, ein Bad mit ätherischen Ölen, Biofeedback, Ambra D3, usw. Visualisierungsverfahren, progressive Muskelentspannung nach Jacobson
- Bieten Sie schriftliche schlafhygienische Maßnahmen an und erklären sie den Sinn:
  - Rituale einführen
  - Zu regelmäßigen Zeiten aufstehen, unabhängig von der Schlafqualität
  - Wenn möglich das Bett nur für das Schlafen oder für sexuelle Beziehungen benutzen
  - Vermeiden von schweren Mahlzeiten am Abend, besonders bei Leberproblemen.
- Begleitsymptome von Grunderkrankungen versuchen zu lindern, die Ursachen für Schlafstörungen sein könnten,
- Medikamente sind nur indiziert, wenn alle andere Maßnahmen nicht greifen:
  - Benzodiazepine bei Einschlafstörungen (kurz wirkend) wie Triazolam, Oxazepam, Temazepam oder: Clomipramin (für grüblerische Patienten). Kurze Halbwertszeiten bei Einschlafstörungen, mittlere

Halbwertszeiten bei Durchschlafstörungen. Der kurzfristige Gebrauch kann bei Schlafstörungen aufgrund von akuten Störungen und Umgebungsfaktoren nützlich sein, soll aber so niedrig wie nur möglich dosiert sein. Eine längerfristige Einnahme ist umstritten. Cave bei Leberschädigung oder Malabsorption und nicht vergessen, dass Benzodiazepine die Nebenwirkungen von Opioide verstärken. Eine gute Nutzen-Risiko-Analyse vor dem Einsatz von Benzodiazepinen sollte durchgeführt werden.

- Benzodiazepine sollten bei älteren Patienten vermieden werden. Sie führen oft zu Sedation (Sturzgefahr) und Unruhe.
- Baldrian
- Trizyklisches Antidepressivum mit anxiolytischen Eigenschaften: Amitriptylin oder Mirtazapin. Amitriptylin hat zusätzlich eine analgetische Wirkung bei chronischen Schmerzen und hilft die Spirale zu durchbrechen. Das Auftreten von anticholinergen Nebenwirkungen oder Verwirrtheit bei älteren Antidepressiva müssen beachtet werden.
- Neuroleptikum (für erregte und depressive Patienten) wie Thioridazin- oder Phenothiazin-Derivat. Cave: Neuroleptika wie Chlorprothixen oder Levopromazin können eine gefährliche Hypotonie verursachen und auch bei jungen Patienten kardiovaskuläre Nebenwirkungen haben.
- Hypnotikum/Sedativum wie Zolpidem und Zopiclon sollten wie Benzodiazepine nur nach einer Nutzen-Risiko-Analyse verschrieben werden.

Wenn früher Barbiturate genommen wurden, können diese wieder angeboten werden.
Auf jeden Fall soll man die Schlafstörungen regelmäßig ansprechen und evaluieren, damit sich der Patient ernst genommen und nicht allein gelassen fühlt.

Kachexie – Kräfteverfall

 ## 1. Definition

Die Kachexie ist ein Unterernährungszustand. Sie begleitet oft bestimmte Krebsarten oder AIDS. Die Krebsart, z. B. Darm- oder Lungenkrebs, ist entscheidender als die Ernährung.

Es gibt einen eindeutigen Zusammenhang zwischen dem Ernährungszustand des Patienten, gemessen an den Albuminwerten im Blut und der Morbiditäts- bzw. der kurz- oder mittelfristigen Sterblichkeitsprognose. Es kommt zu einer Verzögerung der Wundheilung bzw. auch der Kallusbildung, zu einer Immunschwäche, zu Koagulationsstörungen, zu Veränderungen im Medikamentenmetabolismus, einer Minderung der Verträglichkeit der Chemo- bzw. Strahlentherapie.

 ## 2. Physiologie

Eine aktive progrediente Krebserkrankung führt zu metabolischen, neurologischen und hormonellen Veränderungen. Die Nahrung kann nicht in Aufbaustoffe umgewandelt werden. Die Folge ist ein permanenter, fortschreitender Verlust von Körpergewebe durch negative Energiebilanz. Dies ist das primäre Kachexie/Anorexie-Syndrom. Kachexie tritt zuerst als Folge des subkutanen Fettgewebeverlustes und erst an zweiter Stelle als Folge des Abbaus der Muskulatur auf. Abmagerung und Kraftlosigkeit beeinträchtigen die Aktivitäten des täglichen Lebens gravierend. Der Patient wird mit der Zeit bettlägerig.

Bei einem primären Kachexie/Anorexie-Syndrom ist die katabole Stoffwechsellage nicht verbesserbar. Dies bedeutet, dass eine erhöhte Energiezufuhr durch „künstliche" Ernährung nicht zielführend ist.

 ## 3. Psychologie

Da die Kachexie stets das Aussehen des Patienten verändert, verschlechtert sich auch die Stimmungslage des Betroffenen und seiner Angehörigen. Man erkennt ihn nicht mehr. Der Patient bemerkt die Veränderung im Blick der Besucher. Sein physischer Verfall ist für alle der Stempel der

Krankheit, die an ihm nagt. Seine fortschreitende Abhängigkeit ist für alle schwer zu ertragen und zu akzeptieren.

 ## 4. Ursachen

- Appetitlosigkeit, Katabolismus, Muskelabbau
- Übelkeit und Erbrechen
- Mangelhafte Resorption
- Toxische Tumorstoffe (es laufen Studien, um den genauen Zusammenhang zu klären)
- Strahlen- und Chemotherapie.

 ## 5. Therapie

Hier geht es viel mehr um Prävention und innere Einstellung als um richtige Therapien. Man kann dem Patienten helfen:
- Physisch:
    - Gewissenhafte Decubitusprophylaxe[31] (Stationsprotokolle erstellen)
    - Druckstellen verhindern: Kissen, angemessene Änderung der Lage, Spezialmatratzen, ...
    - Regelmäßige und sorgfältige Mundinspektion und -pflege
    - Mobilisationshilfsmittel, die seinen momentanen Kräften entsprechen.

- Psychisch:
Der Patient und seine Angehörigen brauchen Unterstützung bei der Auseinandersetzung mit dem veränderten Körperbild.
- Gewichtsverlust nicht ständig bewusst werden lassen: d. h. seltene Gewichtskontrolle
- Einstellung: seine menschlichen Qualitäten und Ressourcen sind trotz äußerer körperlicher Veränderungen dieselben. Er ist derselbe einzigartige, wertvolle Mensch. Unser Umgang mit ihm spiegelt unsere innere Einstellung wider: Respekt oder Missachtung, zu den Lebenden oder Toten gezählt?
- Was bedeutet der Kräfteverfall und wie erlebt ihn der Patient? Ist er eine Bedrohung, eine Belastung?
- Zulassen, weniger zu essen
- Sollte es finanziell machbar sein, könnten neue, passende Kleidungsstücke gekauft werden

---

[31] Siehe Kapitel Decubitus.

– Je nach Stadium sollten geeignete Hilfsmittel so angeboten werden, dass der Patient darin eine Chance erkennt, eine bestimmte Autonomie wahren zu können.

Ein gutes Foto des Patienten auf das Nachtkästchen stellen, in dem er und die anderen ihn wiederfinden können, wenn das für den Patienten passt. Die Erinnerung daran, wer er war, kann zum Verständnis dafür führen, wer er noch immer ist.
Bei der Medikamentendosierung muss darauf geachtet werden, dass die Kreatinämie abhängig ist von der Muskelmasse des Patienten. Die Nierenfunktion kann überschätzt werden.
Cave: Bei schwerer Kachexie kann sich ein liegender Port-a-cath lockern und sich um 180° drehen, sodass die Membran unten liegt.

Konvulsionen – Krampfanfälle

1. Ursachen

- Urämie, Elektrolytstörung, Exsikkose mit Fieber
- Entzug von Medikamenten, Drogen oder Alkohol
- Medikamente, die die Krampfschwelle senken: Neuroleptika, Opioide, Baclofen, NSAID
- Nicht behandelbarer Myoklonus
- Krampfanfälle können aber auch die ersten Symptome von Hirnmetastasen sein. Wenn es sich um typische motorische Krämpfe handelt, sind sie kein Problem. Es gibt aber seltene Formen, bei denen paroxysmale Aktivitäten der Gehirnzellen, die sich außerhalb des Stirnlappens des Palliums befinden, krampfartige Äquivalente verursachen. Bei vorübergehenden und wiederkehrenden Phänomenen wie:
  - zeitweilige Geistesabwesenheit, Absence
  - Parästhesien
  - Halluzinationen, kurzfristige Gehörstörungen

  sollte man an die Möglichkeit von Hirnmetastasen denken.

Bei Patienten mit bekannten Hirnmetastasen sollte das gesamte Personal bzw. die Angehörigen genau darüber aufgeklärt werden, warum diese Krampfanfälle auftreten, wie Krisen verlaufen, was im Falle eines Anfalls zu tun ist, wo sich die entsprechenden Medikamente befinden, usw. Diese Erklärungen sollten stets aufs Neue wiederholt werden, und man sollte sich versichern, dass alle Betroffenen sie verstanden haben.
Nur so verlieren die Anfälle ihren dramatischen Charakter und die Angst vor dem Unbekannten wird vermindert.

2. Therapie im Notfall

- **Ruhe bewahren**
- bei Bedarf fiebersenkende Medikamente
- auf jeden Fall jede Verletzungsquelle entfernen
- wenn möglich den Patienten hinlegen, wo auch immer er sich befindet (auch auf den Gehsteig, wenn es notwendig ist)
- Atemwege frei halten, d. h. bei Bedarf ein künstliches Gebiss entfernen

- dabei bleiben und auf das Umfeld beruhigend einwirken
- ist ein Arzt zur Stelle: kann dieser z. B. ein Antiepileptikum wie Diazepam, Midazolam intravenös verabreichen
- Ist kein Arzt zur Stelle: Diazepam rektal, Midazolam sublingual (falls noch möglich) sonst subkutan gleich zu Beginn der Krise.
- Dexamethason falls der Krampfanfall auf erhöhten Hirndruck[32] zurückzuführen ist
- Wenn der Anfall vorbei ist, den Patienten in sichere Seitenlage bringen und gut zudecken

3. Vorbeugende Therapie bzw. Sekundärprophylaxe

- Für und Wider von präventiver Antiepileptika-Gabe gut überlegen. Antiepileptika haben viele Nebenwirkungen und Inkompatibilitäten. Pregabalin wird angewendet zur Zusatztherapie von partiellen Anfällen mit oder ohne sekundäre Generalisierung im Erwachsenenalter.
- Strahlentherapie und Kortikoide können einige Zeit sekundäre Krampfanfälle unter Kontrolle halten.
- Phenytoin, Phenobarbital oder Benzodiazepin, wie Diazepam, Lorazepam (sublinguale Gabe möglich) oder Clonazepam am Abend gegeben, können in steigender Dosierung verschrieben werden, besonders bei Metastasenzunahme, oder wenn zitternde Bewegungen im Körper erneut auftreten – wo es früher schon Krämpfe gegeben hat. Diese Medikamente können auch verschrieben werden, wenn bei Rezidiven die Kortikoidgabe reduziert werden soll. Gabapentin ist als Monotherapie oder Zusatztherapie bei Erwachsenen und Kindern ab 12 Jahren mit partiellen Anfällen mit oder ohne Generalisierung indiziert. Gabapentin sollte unzerkaut mit ausreichend Flüssigkeit eingenommen werden.
  Auf jeden Fall werden Aufklärung des Patienten, fortlaufende Gespräche sowie Schulung des Personals und der Familie angebracht sein.

---

[32] Siehe Kapitel Hirnmetastasen.

Lymphödem

 ## 1. Ursachen

- Status post Mamma-, Hoden-, Prostata- oder Ovarialkarzinom
- Folge von Strahlen- oder Chemotherapie, Chirurgie
- Tumor im Beckenbereich: Kompression der Lymphbahnen

 ## 2. Begleitsymptome

- Bewegungseinschränkung
- Gewebespannung mit Verletzungs- und Fistelgefahr
- Sekundäre Infektionsgefahr wie Erysipel

 ## 3. Prävention

Da eine kausale Therapie nicht möglich ist, sollten Lymphödeme als Komplikation soweit wie möglich verhindert werden.

- Nach Mammaresektion
  - Sollte der Arm der operierten Seite nicht benützt werden für Blutdruckmessung, Blutabnahme, Venenzugang
  - Den Einkaufskorb durch einen Einkaufswagen soweit wie möglich ersetzen, den Korb mit der anderen Hand tragen, schwere Kisten liefern lassen oder jemand anderen bitten, die Kisten zu tragen
  - Handschuhe bei Haushalt- und Gartenarbeit tragen
  - Wärmequelle wie Backrohr, heißes Wasser vermeiden
  - Arm öfters hoch lagern; beim Schlafen den Arm, wenn möglich, über den Kopf legen.
- Bei Lymphödem der unteren Extremitäten: Auf gutes, bequemes, nicht einschneidendes Schuhwerk achten.
- Für obere und untere Extremitäten:
  - Wärmequellen wie direkte Sonne oder Sauna vermeiden
  - Vorsicht bei Nagelpflege: Zwischenräume gut abtrocknen und Verletzungen vermeiden
  - Haut „verwöhnen"

– Sollte eine Verletzung stattfinden: gut reinigen, desinfizieren und auf Infektionszeichen achten: Rötung, Wärme, Schwellung und Schmerz

4. Symptomatische Therapie

- Lymphdrainage durch Physiotherapie mit Zusatzausbildung nach Vodder.
- Erst nach manueller Drainage kann ein Kompressionsverband angelegt werden
- Für den Alltag kann ein Strumpf angefertigt werden. Er muss nach Maß gemacht werden.
- Passive und aktive Bewegungstherapie unter Anleitung
- Ausgezeichnete Hautpflege
- Ein Lymphödem der unteren Extremitäten kann einen Einfluss auf die Sexualität des Patienten haben[33].

Ein Erysipel kann sich in wenigen Stunden bilden. Es ist oft begleitet von Schüttelforst und hohem Fieber. Es bilden sich scharf begrenzte, schmerzhafte, ödematöse Rötungen mit Ausläufern. Das Erysipel neigt zu Rückfällen, die zu einer Schließung der Lymphbahnen führen können. Die Erreger sind Streptokokken. Die betroffene Extremität darf nicht drainiert werden. Kühle Umschläge können Linderung bringen. Eine systemische Antibiotikatherapie ist notwendig.

---

[33] Siehe Kapitel Sexualität.

Mundpflege

Ein Beispiel für individuelle Pflege ist die Mundpflege. Der Mundzustand bedarf der täglichen Einschätzung. Eine Pilzerkrankung kann sich heimtückisch installieren, die häufig durch Medikamentengabe (Kortikoide, Antibiotika, Strahlen- oder Chemotherapie, ...) und Vitaminmangel bedingt ist.

1. Ursachen

- Opioidtherapie, Nebenwirkungen von Chemotherapie oder Strahlentherapie
- Nebenwirkungen von anticholinerg wirkenden Medikamenten wie Antidepressiva, Neuroleptika
- Exsikkose, Infektionen, Soor

2. Einschätzung des Mundzustandes

Protokolle der Palliativstation in CESCO, Genf

Gewebestruktur	Untersuchungsweise	Normaler Zustand
Speichel	Mit einem Zungenspatel, unter der Zunge	wässrig, klar pH 6,8 bis 7,4
	• Ist der Speichel wässrig, fließt er	
	• Ist der Speichel schleimig, fließt er nicht	
	• Kein Speichel: der Zungenspatel bleibt trocken	
Lippen	Inspizieren und tasten	weich, sanft, glatt und feucht
Zahnfleisch	Inspizieren und sanft mit dem Zungenspatel drücken	rosa und weich

Gewebestruktur	Untersuchungsweise	Normaler Zustand
Zungenpapillen und Zahnfleisch zwischen den Zähnen	Inspizieren und sanft mit dem Zungenspatel drücken	zugespitzt, dünn und rosa
Zunge	Farbe und Erscheinungs-bild: sanft reiben (Belag?)	rosa, leicht rau feucht und ohne Belag
Schleimhaut im Bereich von • Wange, Zungengrund • Gaumen Schlund	Gewebestruktur beobachten	rosa, feucht, ohne Belag oder Verletzung
Zähne	untersuchen und dann bürsten. Wenn nötig Zahnseide benützen. Blutungen beobachten	gut sitzend und ohne Beläge
Zahnprothese	auf Sitz und Sauberkeit untersuchen	darf nicht verletzend sein

3. Ziel einer guten Mundpflege

ist es, nicht nur unangenehme Empfindungen (vermindertes, schlechtes oder trockenes Mundgefühl) zu beseitigen, sondern auch Entzündungen und Ulzerationen in der Mundhöhle zu vermeiden, welche sehr schmerz-haft werden können. Dabei darf nicht vergessen werden, dass der Mund eine sehr intime Zone ist.

Es bedarf einer guten Patientenschulung, um die Wichtigkeit der regel-mäßigen Einschätzung und Pflege des Mundes zu verdeutlichen.

Für die Entwicklung einer Pilzinfektion sind eine Änderung des Ober-flächenmilieus, des inneren Milieus und eine verminderte Abwehrbereit-schaft von besonderer Bedeutung.

Mundtrockenheit wird häufig bei Patienten in der Terminalphase zum Problem. Entscheidend bei der Mundpflege und Befeuchtung der Mund-schleimhaut ist mehr als die verwendete Lösung ihre Häufigkeit und Regelmäßigkeit. Alles soll unternommen werden, was das Essen, Trinken oder Schlucken erleichtert. Ein gesunder Mund erlaubt es mehr als 90 % der Patienten, bis zum Tag ihres Todes zu essen und zu trinken.

4. Durchführung

Deshalb sollten wir versuchen, wohlschmeckende, erfrischende und entzündungshemmende, dem Patienten bekannte Getränke zur Mundpflege anzubieten. Glycerin-Zitronenstäbchen sind säurehältig und alkoholische Mundspülungen können eine Reizung der Mundschleimhaut verstärken (Feichtinger, 2006). Chlorhexidin soll nicht mit bestimmten Komponenten von Zahnpasten verwendet werden. Deshalb sollte eine Spülung mit Chlorhexidin frühestens 30 Minuten nach dem Zähneputzen stattfinden. Chlorhexidin hat zwei große Nebenwirkungen: Geschmackstörung und Verfärbung.

- Dazu gehört das Mundspülen oder Auswischen mit Tee wie Salbei und Blutwurz (wirken desinfizierend, aber leider auch sekretionshemmend und austrocknend), Pfefferminze, Kamille, Cola u. ä. (der Kreativität ist keine Grenze gesetzt).
- Häufig können Fruchtsaft- oder Honigeiswürfel, gefrorene Fruchtstücke, vorzugsweise Ananas (durch die Ananassäure wird die Zunge gereinigt), oder auch Zitrone (der Anblick und Geruch von Zitronen führt oft schon zur Speichelsekretion), Orange oder saure Drops verwendet werden. Sie fördern die Speichelproduktion und bewirken eine gute Mundbefeuchtung und angenehme Kühlung.
- Ein kleines Stück Butter, Olivenöl oder Naturjoghurt mehrmals pro Tag auf die Zunge gelegt, hilft gegen Beläge. Das Öl von Vitamin E Kapseln einfach auf der Mundschleimhaut verteilen.
- Vielleicht nicht so angenehm, aber dafür sehr wirksam bei belegter Zunge sind Vit C-Brausetabletten oder Backpulver (ein Bruchstück auf der Zunge zergehen lassen und dann ausspülen, bzw. mit einer weichen Zahnbürste vorsichtig reinigen).
- Bei wahrnehmungsgestörten Patienten kann man die Eisstückchen in eine Mullkompresse wickeln und so verhindern, dass sich die Patienten verschlucken. Außerdem wird durch Reibung der Kompresse auf der Zunge eine Reinigung der Mundhöhle durch den Patienten selbst möglich. Polygon Schwab sind sehr weich und sehr gut und unterstützen die Mundpflege.
- Auf gute Luftfeuchtigkeit achten
- Mundtrockenheit ist nicht nur unangenehm, sondern sie verhindert die Kommunikation, die Nahrungsaufnahme und Zahnprothesen können in der Folge verletzend werden.
- Die Lippen sollten regelmäßig eingecremt werden (Vaseline, Labello, ...).
- Insgesamt gute Erfahrungen, um der Mundtrockenheit auch in der Terminalphase entgegenzuwirken, gibt es mit dem Einsatz von Kunststoff-Pipetten oder Spritzen. Mit ihrer Hilfe kann Tee in Abständen, je nach Bedarf des Patienten tropfenweise verabreicht werden. Die

orale Applikationsform mit Hilfe einer Pipette ist auch bei der Medikamentengabe gut anwendbar.

Dies ist vor allem für Angehörige eine Hilfe, die oft froh sind, wenn sie für den Patienten noch etwas tun können. Die mit der Pipette applizierten Mengen sind so gering, dass praktisch keine Aspirationsgefahr besteht. Auf diese Weise werden die Angehörigen in die Pflege integriert und so ihr Gefühl der Hilflosigkeit gemindert.

- Mir ist in der Betreuung von Sterbenden ohne Infusionen etwas besonders aufgefallen: die Angehörigen haben dem Sterbenden meist mit viel Mitgefühl den Mund befeuchtet oder etwas Flüssigkeit verabreicht. Sie waren mit einer besonderen Intensität anwesend, weil sie sich nicht fehlt am Platz, sondern wichtig und gebraucht fühlten. Sie waren dem Patienten nahe. Unterstützt durch die fachkundige Präsenz von Pflegenden und Ärzten konnten sie Verantwortung für einen ihnen nahestehenden Menschen übernehmen.

 ## 5. Therapie

Zur Verfügung stehen unter anderem:
Synthetischer Speichel auf Basis von Mucin. Dieser darf nicht muslimischen Patienten angeboten werden, da es zum Teil aus Schweinemukosa gewonnen wird (Feichtner, 2006).

- Bei schmerzhafter Mundpflege – Tetracain HCl, Benzydamin, Cholinsalicylat oder Lidocain HCl, Teebaumöl, Myrrhe Tinktur
- Bei Mikrobenbefall – Antibiotika
- Bei Mykose, die bei 75 % der Patienten vorhanden ist und sehr häufig übersehen wird, wenn sie nicht mit den klassischen weißen Plaques einhergeht: Antimykotika wie Nystatin (Nystatin wird durch Chlorhexidin unwirksam), Amphotericin-B, Griseofulvin micr., Miconazol oder Clotrimazol lokal
- Bei Aphten – Betamethason-Pastillen
- Bei Mundulcus – Hydrokortison
- Bei Mundgeruch/Halitosis: Pfefferminze; Produkte die, Metronidazol enthalten, zum Mundspülen verwenden. Künstliche Gebisse müssen regelmäßig gereinigt werden, entweder in 0,1 %igem Hexidin oder in zur Hälfte verdünntem, im Haushalt verwendetem Bleichmittel. Danach sehr gut spülen. Mundgeruch kann zu Isolation führen
- Mukositis durch Viren: Aciclovir.

Myoklonien – Muskelzuckungen

Myoklonien sind kurze, ruckartige, klonische Zuckungen einzelner Muskeln.

Diese unwillkürlichen Muskelbewegungen sind relativ selten, aber sowohl für Patienten als auch für ihre Angehörigen sehr störend. Sie treten meistens bei bettlägerigen Patienten auf, die ein fortgeschrittenes Krankheitsstadium erreicht haben und Narkotika in hoher Dosis bekommen.

 ## 1. Die Ursache

Außer bei ALS ist die Ursache oft unbekannt. Für ihr Auftreten möglicherweise verantwortlich sind:

- Metabolische Veränderungen wie Urämie, Hyperglykämie, Hyponatriämie. Myoklonien können ein Zeichen von Niereninsuffizienz bzw. Dehydratation sein
- Neuropathische Schmerzen
- Multiple Sklerose, Querschnittsyndrom
- Anämie, Schlafstörungen, andere unbekannte iatrogene Faktoren,
- Hohe Konzentration von Opioiden in der Muskulatur,
- Nebenwirkungen von Medikamenten

Wenn diese unwillkürlichen Muskelbewegungen den Patienten stören, kann man Benzodiazepin probieren, wie z. B. Clonazepam, Diazepam, Midazolam.

Auf jeden Fall sollten der Patient und die Familie darüber aufgeklärt sein, dass diese Symptome, wenn auch störend, nicht lebensbedrohlich sind.

 ## 2. Muskelkrämpfe

sind schmerzhaft und sehr unangenehm. Sie reduzieren die Lebensqualität von Patienten, die unter ALS leiden. Eine Linderung kann möglicherweise mit Vitamin E, Magnesium, mit Antiepileptika wie Carbamazepin oder Phenytoin, mit Verapamil (Calciumantagonist) oder mit Antikonvulsiva (Clonazepam) erzielt werden.

3. Muskelspastizität

Als Folge von fortschreitender ALS oder als Folge von Knochenmetastasen: ein Versuch mit einem zentralen Muskelrelaxans wie Baclofen, Tetrazepam oder Memantin kann Linderung bringen. Wenn die Muskelspastizität von Schmerzen begleitet ist, soll eine Schmerztherapie zusätzlich gegeben werden.

Nausea und Vomitio – Übelkeit und Erbrechen

Die chronische Übelkeit wird bei zirka 50 % aller Patienten mit fort-geschrittenem Krebsleiden im Hospiz und bei zirka 30 % der Patienten im Spital festgestellt.
Das ANE-Syndrom ist eine Kombination von Anorexie, Nausea und Emesis.

1. Physiologie

Der Vorgang des Erbrechens unterliegt der Kontrolle und Interaktion des Vestibularapparates, des Brechzentrums (beide verfügen über Aze-tylcholin- und Histamin-Rezeptoren) und der Chemorezeptorentrigger-zone (Dopaminrezeptoren). Die beiden letzteren befinden sich am Grunde des IV. Ventrikels, der Medulla Oblongata. Sie sind über afferente sympa-thische und parasympathische Fasern mit dem Vestibularapparat und dem Groß- und Kleinhirn verbunden.

Übelkeit (Nausea) ist eine subjektiv unangenehme Empfindung, die oft dem Erbrechen (Vomitio) vorausgeht und von Brechreiz begleitet sein kann.

2. Symptomatik

Übelkeit und Erbrechen können schwerwiegende Folgen haben, wie z. B. Elektrolytstörungen, Dehydratation, Kachexie, Perforation und/oder Fistelbildung, Aspiration mit oder ohne massiven Hustenreiz.
Übelkeit und Erbrechen sind sehr deprimierende Symptome. Der Patient fühlt sich sterbenselend, leidet unter grande Fatigue, Verzweiflung. Er fühlt sich bedroht durch den Kontrollverlust. Dies kann zur Isolation mit Vertrauensverlust zum Betreuungsteam führen. Tachykardie, kalter Schweiß, Blässe, Diarrhoe können als Begleiterscheinungen auftreten.
Man sollte immer versuchen, diese Symptome zu lindern.
Der erste Schritt ist die Klärung der Ursache, um wo möglich eine ge-eignete kausale Therapie einzusetzen. In vielen Fällen liegen mehrere Ursachen gleichzeitig vor.

3. Fragenkatalog

- Zwei sehr wichtige Fragen sollten zuerst geklärt werden:
  - Besteht ein kompletter Darmverschluss, Ileus?
  - Besteht eine chronische Obstipation?
- Weitere Fragen:
  - Zeitpunkt: frühmorgens (Urämie), nüchtern, nach den Mahlzeiten (Magenentzündung oder Pylorusspasmus), spät nach den Mahlzeiten (gastrische Stase) unberechenbar, ...
  - Nach welchen Tätigkeiten? Verstärkende oder mildernde Tätigkeiten erfragen
  - Wie ist der Leidensdruck: man kann mit einer Visuell-Analog-Skala messen
  - Was hilft Ihnen?
  - Führt das Erbrechen zur Linderung der Übelkeit?
  - Geruch: säuerlich, nach Stuhl riechend (tief liegender Darmverschluss?)
  - Frequenz: einmalig, wiederkehrend
- Art und Weise: im „hohen Bogen", „im Schwall" (intrakranielle Druckerhöhung), mit oder ohne Schmerzen, Krämpfen, anfallsweise (bei Hustenanfall)
- Beimengung:
  - Geringe Menge roten Blutes: spricht eher für Magenschleimhautreizung
  - Rotes oder schwarzes Blut in mäßigen Mengen: Ulcus
  - Magensekret, Schleim, unverdaute Nahrungsreste
  - Stuhlerbrechen: Miserere, fäkales Erbrechen mit Schmerzen: Subileus oder Ileus des unteren Magen-Darm-Traktes
  - Gallenflüssigkeit: Duodenum-Reflux mit Verschluss oder Kompression des oberen Magentraktes

4. Ursachen

- Übelkeit hat oft einfache Ursachen:
  Ein trockener und ungepflegter Mund, Angst vor der nächsten Chemotherapie, u. ä., unappetitlich präsentierte Mahlzeiten, Opioide, Geruch, Lageänderung oder Reizung durch Bewegung (Vestibularapparat), Husten etc. können Übelkeit hervorrufen.
- Erbrechen bedingt durch medikamentöse Therapie, wie Opioide, Antidepressiva, Digoxin, entzündungshemmende Medikamente.
- Erbrechen unter Chemotherapie oder Strahlentherapie:
  Bestimmte Zytostatika verursachen fast immer Erbrechen. Man sollte systematisch Antiemetika vorspritzen.

- Erbrechen, das Komplikationen erkennen lässt:
Migräne, Schmerz, Urämie, Hyperkalzämie, Hyponatriämie, intrakranielle Druckerhöhung (z. B. Hirnmetastasen), intratumorales Hämatom, Aszites, Ileus, Überdehnung oder Entleerungsstörung des Magens, Kompression durch wachsende Lebermetastasen, Oberbauchtumor, Infektion des Oropharynx, ...
- Psychogenes Erbrechen: unerwünschter Besuch, Sorgen, Angst, Aufregung, das Leben an sich („ist zum Erbrechen"), grande Fatigue, Unwohlbefinden, ... Es wird oft nicht genug berücksichtigt, obwohl es vielfach eine große Rolle spielt. Die gute therapeutische Beziehung ist hier essenziell.

5. Nichtmedikamentöse Therapie

Vergessen wir nicht, dass ein kurzes Gespräch oft eine Tablette ersetzen kann.

- Für Ruhe und Entspannung sorgen. Hektik und Aufregungen vermeiden
- **Zuwendung**
- Gute Gespräche mit den Angehörigen
- Patienten genau über die Wichtigkeit der prophylaktischen Einnahme von Antiemetika vor und nach einer Chemotherapie, bei Beginn einer Opioidtherapie informieren
- Gute Mundpflege[34]. (Die Zahnprothesen entfernen, bevor sie irrtümlich mit dem Erbrochenen weggespült werden)
- Nierenschale, Zellstoff und Abfallsack in Reichweite
- Lagerung während des Erbrechens: sitzend bzw. Seitenlage
- Von größter Bedeutung ist die Körperhaltung bei der Medikamenteneinnahme. Medikamente sollten nur in aufrechter Position oral eingenommen werden. Nimmt ein Patient ein Medikament in liegender Position (mit keiner oder wenig Flüssigkeit) ein, so kann es zu einem medikamentös bedingten Ösophagusgeschwür kommen. Dies erhöht die vorhandene Appetitlosigkeit, Übelkeit und nächtliche Schmerzen. Medikamente bei liegenden Patienten sollten möglichst in Tropfenform oder als Suppositorien verabreicht werden
- Frische Wäsche
- Für gute Raumluft sorgen: Lüften, Aromatherapie
- Appetitlich gerichtete, gut riechende Mahlzeiten in kleinen Portionen anbieten

---

[34] Siehe Kapitel Mundpflege.

- Beobachtungen genau dokumentieren: Was hat dem Patienten geholfen?
- Psychosomatische Therapien, sei es Visualisierung, Hypnose, Meditation, Entspannungstechniken sind nicht nur wirksam gegen Übelkeit und Erbrechen, sondern sie werden als angenehm und nicht-invasiv erlebt. Sie lassen dem Patienten seine Selbstbestimmung und Wahlmöglichkeiten. Er erfährt wieder Kontrolle über die Situation, über seinen Alltag: Was tut mir gut? Was will ich wann anwenden?
- Massagen wirken zumindest durch Wohlbefinden, Entspannung und Ablenkung auf die Häufigkeit des Auftretens von Übelkeit und Erbrechen
- Blähungshemmend: Fencheltee, Anistee, Karotten, Sellerie, Kardamom oder Kompott, Sie verhindern auch den „metallenen" Geschmack.

Es sind oft ganz kleine Dinge, die den Alltag erleichtern und den Genuss erhöhen.

 ## 6. Antiemetika – Therapie

Antiemetika wirken auf verschiedenen Ebenen:
- Antihistaminika wie Promethazin, Dimenhydrinat, Cyclizin, Levopromazin wirken auf das Brechzentrum. Nachteil: Sedierung
- Antidopaminika bzw. Prokinetika, die direkt auf den Magen-Darm-Trakt wirken: Domperidon, Metoclopramid ist besonders bei verzögerter Emesis nach Chemotherapie indiziert (Nebenwirkung von Metoclopramid nicht vergessen: Extrapyramidal motorische Störungen, die zu agitierter Depression und Hypertonie führen können)
- Antidopaminika, die an der Triggerzone wirken: Chlorpromazin, Triflupromazin, Haloperidol.
- Anticholinergika wie Butylscopolamin, Scopolamin und Atropinsulfat wirken auf das Brechzentrum
- Phenothiazin und Haloperidol wirken über ein Dopamin D2–Rezeptorblockade. Nebenwirkung: Störung des extrapyramidalen motorischen Systems, Sedierung und Kopfschmerzen
- Antiserotonin-Medikamente wie Ondansetron, Ganisetron, Palanosetron oder Tropisetron (Nebenwirkung: Hypertonus) wirken direkt am Magen-Darm-Trakt und zentral
- Setrone ist ein Serotonin-Antagonist, der wirksam bei akut chemoinduzierter Emesis ist, aber nur begrenzt bei verzögerter Emesis wirksam ist. Nebenwirkung: Kopfschmerzen und Obstipation durch Adynamie und Kaliumverlust

- NK1-Antagonisten sind zirka seit 2004 bekannt und wirken auf Neu-
  rokinin 1-Rezeptoren: Aprepitant bei akuter und verzögerter Emesis.
  Nebenwirkung: Grande Fatigue, Schluckauf, Asthenie
- Glukokortikoide wie Dexamethason wirken auf Ödeme in der Umgebung eines Tumors. Zusätzlicher positiver Nebeneffekt: appetitanregend, gemütsaufhellend. Negativer Nebeneffekt: Glykämie, Mundtrockenheit, Schlafstörung, Stimmungsschwankung, perianale Irritation,
  Gesicht-Flush. Dexamethason und Methylprednisolon bei akuter und
  verzögerter Emesis sind gute Kombinationspartner.
- Benzodiazepin wie Lorazepam und Diazepam wirken auf psychologische Ursachen. Sie sind anxiolytisch und sind eher als Kombinationspartner hilfreich: z. B. eine Gabe am Abend vor einer Chemotherapie
  bei antizipatorischem Erbrechen. Nebenwirkung: Sedierung.
- Zwei Pflanzen: der Ingwer und der Astragal haben sich in Studien als
  wirksam gegen Chemotherapie induzierte Übelkeit (besonders bei Cisplatin) erwiesen.

Studien haben die Wirkung der Akupunktur besonders zur Behandlung
von refraktärem Erbrechen und bei starker retardierter Übelkeit bewiesen. Sehr hilfreich ist die Patientenedukation: Wie können sie selbst z. B.
Akupressur am Handgelenk anwenden. Hier gewinnen sie auch ein Stück
an Selbstkontrolle zurück.
Eine Kombination von Antiemetika mit unterschiedlichem Wirkungs-
bereich ist oft effektiver als ein einziges Mittel. Wichtige Kombinations-
möglichkeiten sind:
Kortikosteroid + 5HT3-Antagonist mit und ohne NK1-Antagonist
Kortikosteroid + Metoclopramid
Die Kortikosteroide steigern die Wirkung der Serotoninantagonisten und
von Metoclopramid. Besonders die Kombination Dexamethason + Serotonin-Antagonist hat sich sehr bewährt.

Verabreichung: rektal, subkutan oder intravenös, wenn ein Venenzugang
vorhanden ist, oder die subkutane Gabe nicht indiziert ist.
Es gibt einen Konsensus zur best Practice bei Nausea von der Expertengruppe der Schweizerischen Gesellschaft für Palliativmedizin, Pflege und
Betreuung, Bigorio 2003.

Obstipation – Verstopfung

Die Mundpflege und die Beobachtung von Ausscheidungen gehören zur Grundausbildung, aber in der Praxis werden sie immer wieder vernachlässigt. Patienten produzieren Stuhl, auch wenn sie nicht essen, da sich der Kot nicht nur aus Nahrungsresten, sondern auch aus abgeschliffenen Partikeln der Darmwand bildet.

 1. Ursachen

Bei schwer kranken Menschen treten häufig Probleme mit dem regelmäßigen Stuhlgang auf:
- Bettlägerigkeit,
- Wenig Nahrungsaufnahme, Exsikkose (Austrocknung),
- Einnahme von Analgetika (Opioiden), von Antidepressiva, Sedativa, Diuretika, Eisenpräparaten und anderen Medikamenten, welche die Darmmotorik hemmen,
- Scheu, die Bettschüssel zu benutzen,
- Angst vor anstrengender oder schmerzhafter Stuhlentleerung (aufgrund von Analfissuren, Hämorrhoiden, perianalen Fissuren) führt zu Obstipation,
- Verwirrtheit und Depression
- Organische Magen-Darm-Rektum-Erkrankungen, Störung der Defäkation
- Neurologische Erkrankungen (Lähmungen, Metastasen, Tumor, Infiltrationen)
- Endokrine Erkrankungen und metabolische Störungen

Obstipation wiederum verursacht abdominelle Beschwerden, im Extremfall kann es sogar zum Darmverschluss kommen. Vielleicht isst der Patient gerade deshalb nicht, *weil* er eine Woche keinen Stuhl hatte. Bei vielen Patienten muss der Darm manuell entleert werden. Muss es überhaupt so weit kommen?

2. Begleitsymptome

- Der Unterleib ist ziemlich aufgebläht.
- Der absteigende Dickdarm ist leicht zu ertasten.
- Darmgeräusche sind ständig, auch ohne Stethoskop zu hören.
- Im Rektum sind Kotsteine zu fühlen, die Aftermuskeln sind durch diese harten Klumpen gedehnt und können sich nicht mehr schließen. Daher klagt der Patient über Diarrhoe, weil er unfähig ist, diesen auslaufenden Stuhl zurückzuhalten.
- Obstipation führt oft zu Anorexie, Übelkeit, Erbrechen, Unruhe, Schlaflosigkeit, Verwirrtheit, kolikartigen Krämpfen.
- Die Patienten werden sehr unruhig, fühlen sich nicht wohl. Sie entwickeln Gefühle der Scham, der Hilflosigkeit und der Verzweiflung: „Nicht einmal meine Notdurft schaffe ich allein!"
- Es kann zusätzlich zur Harnretention führen. Hier gilt es vor allem vorzubeugen.

 ## 3. Betreuungsziel

Ziel einer guten Patientenbetreuung ist nicht unbedingt eine tägliche, jedoch regelmäßige und leichte Stuhlentleerung (wie waren **seine** Gewohnheiten vorher?).
Eine konsequente effektive Stuhlanamnese parallel zum Schmerzassessment (Stuhlqualität, Frequenz, Beimengungen, Ernährungszustand und -qualität, Stuhlgewohnheiten, Medikamente, Leberbefunde, Krankheitsstadium, Rektumzustand, Klinik) muss stattfinden.
- Der Kranke wird ermuntert, solange er kann, möglichst faserreiche Kost zu sich zu nehmen. Außerdem muss auf eine ausreichende Flüssigkeitszufuhr geachtet werden. Es darf aber nicht vergessen werden, dass abführende Maßnahmen sehr anstrengend sind, und möglicherweise die Restenergie des Patienten aufbrauchen.
- Zusätzlich werden ihm Obst und Fruchtsäfte, Sauerkrautsaft, lauwarmes Wasser morgens auf nüchternem Magen, ein bis zwei Esslöffel Milchzucker (im Wasser über den Tag verteilt trinken), als natürliche, milde Abführmittel angeboten.
- Solange wie möglich sollte der Kranke die Toilette aufsuchen, wodurch auch die Mobilisierung gefördert wird und die Intimsphäre besser gewahrt werden kann. Erst wenn die Kräfte nicht einmal mehr für die Benutzung eines Leibstuhls ausreichen, wird die für die meisten Menschen unangenehme Bettschüssel eingesetzt.

- Der bettlägerige Patient benötigt häufig Laxanzien. Füll- und Quellmittel sind bei meist reduzierter Trinkmenge und mangelnder Bewegung nur bedingt hilfreich.
- Eine Colonmassage nach der Methode der Lymphdrainage nach Vodder kann Linderung bringen. Eine Colonmassage ist eine sehr intime Maßnahme, die nicht jedem Patienten angenehm ist. Eine absolute Kontraindikation ist ein Ileus oder eine Obstruktion.
- Bei Flatulenz, (Blähungen) kann zuerst eine Colonmassage und dann ein Darmrohr gelegt werden und eine halbe Stunde liegen gelassen werden.

 ## 4. Medikamentöse Therapie

Die erste Frage, die geklärt werden muss, ist: liegt eine gastrointestinale Obstruktion vor? Wenn ja: Ist sie komplett? Dann dürfen keine Laxanzien gegeben werden.
Eine Kombination aus stuhlaufweichenden und die Peristaltik anregenden Substanzen hat sich als nützlich erwiesen.

- Welche Medikamente nimmt der Patient? Kann man stopfende Medikamente absetzen?
- Man sollte jeden Patienten gut beobachten, der keinen Stuhl hat, aber regelmäßig Laxanzien verordnet bekommt, und noch Nahrung zu sich nimmt (wenn auch nur in ganz geringfügigen Mengen) und noch nicht einen deklarierten Ileus hat. Bei Passagebehinderung durch intestinale Tumore kann der Stuhl mit Lactulose, Lactitol, Diabetikermarmelade, Sorbit weich gehalten werden. Bei drohendem Leberkoma wird als positiver Nebeneffekt dadurch auch der Ammoniakspiegel gesenkt. Wenn ein Opioid verschrieben wird, sollten wir automatisch den Arzt fragen, welche Laxanzien er dazu geben wird.
- Bei manifester Obstipation wird zunächst durch rektale Untersuchung geklärt, ob im Enddarm eine Obstruktion vorliegt, und diese gegebenenfalls manuell beseitigt. Bei vorhandenen Rektaltumoren muss zuerst geklärt werden, ob Suppositorien, Einläufe verabreicht werden dürfen/können. Besonders da sollte die rektale Untersuchung sehr behutsam durch einen Spezialisten erfolgen, eventuell nur nach Prämedikation.
- Ist das Rektum leer, muss ein Ileus ausgeschlossen werden, (durch Röntgen, Ultraschall) bevor eine Therapie gestartet wird. Eine Magen-Darm-Passage mit z. B. Amidotrizoesäure als Kontrastmittel hat sowohl eine diagnostische als auch eine therapeutische (sonst als Mittel der letzten Wahl) Wirkung (Kontraindikation: Hyperthyreose)
- Vor jeder rektalen Untersuchung und jeder manuellen Entleerung sollte ein Lokalanästhetikum benützt werden wie Lidocain Gel. Die Peris-

taltik wird dann durch ein Suppositorium wie Glycerol, Mikroklist (man versichere sich, dass sie nicht im Stuhl stecken geblieben sind) oder Einläufe (mit z. B. Glycerin) angeregt. Mini-Einlauf mit 25 cc Wasserstoff-superoxid auf 100 cc Wasser, 15 Minuten warten, Lidocain Gel auftragen und dann entleeren. Die Entfernung eines Fäkaloms bedeutet eine sehr große Erleichterung für den Patienten. Anschließend werden Laxanzien regelmäßig oral verabreicht bzw. eine zuvor bereits begonnene Medikation erhöht. Die Wirkung von Einläufen ist u. a. abhängig von der Menge, dem Druck, der Temperatur und den Zusätzen (Glyzerin, Olivenöl, Kochsalz, ...)

- Glycerol, Paraffin Öl, Docusat und Docusat-Natrium üben einen Schmiereffekt aus und verbessern dadurch die Gleitfähigkeit des harten Kots.
- Bisacodyl, Natriumpicosulfat sind stimulierende Abführmittel. Sie beeinträchtigen die Rückresorption von Elektrolyten und Wasser im Darm. Das Stuhlvolumen wird dadurch vermehrt. Bisacodyl und Anthrachinonderivat (kann den Urin rot färben) aktivieren zusätzlich den Nervenplexus der Colonwand und fördern dadurch die Darmmotilität. Nebenwirkung dieser Aktivierung ist die verkürzte Resorption von Medikamenten und sie kann kolikartige Schmerzen auslösen.
- Die salinischen Laxanzien wie Bittersalz oder Glaubersalz bewirken einen Einstrom von Wasser aus dem Gewebe in das Darmlumen. Nebenwirkung: sie verstärken dadurch die oft schon bestehende Dehydratation und schmecken nicht gut (sie können sogar Erbrechen und Übelkeit hervorrufen). Sie sind bei Herzinsuffizienz mit und ohne Ödeme kontrainduziert. Bittersalz sollte zusätzlich nicht bei Niereninsuffizienz gegeben werden.
- Lactulose kann als Nebenwirkung kolikartige Schmerzen und Flatulenz verursachen. Der süße Geschmack wird nicht immer akzeptiert.

Bei sehr hartnäckiger Obstipation bei sicherem Ausschluss eines Ileus kann eine Mischung von Metoclopramid, Bisacodyl und Natriumpicosulfat Erfolg bringen.

Pruritus – Juckreiz

 ## 1. Definition

Der Juckreiz ist ein sehr belastendes, komplexes Geschehen, an dessen Zustandekommen die Schmerzsinnesorgane, das vegetative Nervensystem, das Gewebshormon Histamin, die innere Sekretion, die inneren Organe, das Gefäßsystem der Haut, die Hirnrinde und die Psyche beteiligt sind. Der Juckreiz kann die Erholungsphasen Ruhen und Schlafen erheblich stören. Die Kratzspuren sind Eintrittspforte für opportunistische Infektionen.

Pruritus ist wie der Schmerz multidimensional und subjektiv. Der nicht kontrollierbare Kratzreflex verstärkt den Juckreiz, der bis zur globalen Verzweiflung führen kann. Wie bei allen anderen Symptomen geht es, um die Frage *wie* erlebt der Patient der Juckreiz: „Ich würde mich am liebsten die Haut vom Leib runterreißen".

 ## 2. Ursachen

- Krebs: Morbus Hodgkin (brennt besonders in der Nacht), Melanom, Verschlussikterus etc.
- Bereits länger bestehende Hauterkrankungen, Neurodermitis, Xerosis, ausgetrocknete Haut, beschämender (peri)analer Pruritus bei Hämorrhoiden, bei Darm- oder Rektumtumoren, bei Fissuren, bei Candidose
- Stark belastender Vaginalpruritus bei Gebärmutterkrebs
- Kontaktallergien wie z. B. auf Waschmittel, Klebematerialien, Salben und Kosmetika
- Medikamentenallergie: Sulfonamide, Antibiotika etc.,
- Intradermale Histaminfreisetzung unter Opioidtherapie
- Hautmetastasen, infektiöse Wunden[35], Parasiten
- Juckreiz in der Nase durch Gehirntumore
- Vorzeichen bei HIV (Feichtinger, 2006)
- Urämie. Eisenmangel, Diabetes mellitus, Stoffwechselerkrankungen, Leberinsuffizienz
- Angst- und Verdrusszustände, Depression

---

[35] Siehe Kapitel Decubitus.

3. Therapien

- Was lindert/verstärkt den Juckreiz? Welchen Einfluss hat der Juckreiz auf den Alltag? Davon hängt es ab, welche Therapie angeboten werden kann.
- Zuerst muss eine genaue Dokumentation des Pruritus stattfinden:
  - Mögliche Ursache,
  - Lokalisation, Ausdehnung,
  - Art des Juckreizes: permanent, brennend, kitzelnd
  - Zeitpunkt des Erscheinens: in der Früh, am Abend, nach einem Verbandwechsel, nach der Körperpflege.
- Kontrolle der verschriebenen Medikamente und Salben
- So weit wie möglich Rehydratation
- Milde Kühlkompressen können kurzfristig einen heftig brennenden Juckreiz lindern

- Bei trockener Haut: Prophylaxe ist wirkungsvoller als eine Therapie
  - Fettende Seife für die Hautpflege benützen
  - Oregano Öl (ist gleich wilder Majoran) ins Badewasser geben
  - Reines Mandelöl anstatt Kosmetika
  - Haut abtrocknen durch abtupfen anstatt abreiben
  - Lockere, bequeme Kleidung aus Naturfasern tragen
  - Weichspüler, Wäschezusätze vermeiden
  - Einreibungen mit Alkohol (Franzbranntwein) vermeiden
  - Luftbefeuchter installieren, besonders im Winter.

- Als quälendes Symptom tritt bei cholestatischen Lebererkrankungen ein quälender Juckreiz auf. Er ist hervorgerufen durch die verminderte Gallensalzausscheidung und den daraus resultierenden erhöhten Gallensäureblutspiegel. Geeignete Ionenaustauscher wie Cholestyramin, Colestipol lindern den Pruritus. Da sich über Nacht die Gallensalze in der Gallenblase anreichern, wird die Hauptdosis morgens gegeben. Durch Vermengung mit Milchspeisen lässt sich der schlechte Geschmack besonders von Cholestyramin überdecken. Wechselwirkungen mit Medikamenten können zu Resorptionsstörungen führen.
- Bei Verschlussikterus: Haloperidol, Dexamethason, Cholestyramin versuchen.
- Fototherapieversuch in einer speziellen Bestrahlungstherapie (falls sie vorhanden ist) kann manchmal gute Erfolge bei Urämie und Cholestase erzielen
- Bei Angst- und Verdrusszuständen: Gespräche, aktives Zuhören, Zeit nehmen und passende Beschäftigungen anbieten

- Bei Allergie: Auslöser suchen und jeden weiteren Kontakt vermeiden
  - Kühlender Luftstrom auf die betroffene Stelle
  - Wäsche von zu Hause (ohne Zusätze gewaschen)?
  - Vermeidung von schweren Decken, engen Kleidungsstücken etc.
  - Antihistaminika bei allgemeinen Hautreaktionen: Dimetindenmaleat, Diphenhydramin, Pheniramin, Terfenadin, Levomepromazin (sedierend).

Pyrosis – Sodbrennen

 ## 1. Definition

Sodbrennen ist eine retrosternale brennende Empfindung in der Magen-
gegend. Der ösophageale Reflux von Magensaft reizt die Ösophagus-
schleimhaut. Sodbrennen kann von Aufstoßen (Ructus), Rückstau (Re-
gurgitation) und einer schmerzhaften Störung des Schluckvorgangs
(Dysphagie) begleitet sein.

 ## 2. Ursachen

- Iatrogene Reize wie z. B. Medikamente;
- Hiatushernie: Durchtritt von Magenteilen aus dem Bauchraum in die
  Brusthöhle;
- Raumfordernder Oberbauchprozess (Tumormasse, Lebermetastasen, ...);
- Aszites;
- Bauchkarzinomatose.

 ## 3. Therapie

- Patienteninformation über die vermutliche Ursache
- Diät: Vermeidung von reizenden Speisen wie Gewürze, Säure, ...
- Lagerung: insbesondere nach den Mahlzeiten eine halbsitzende Stellung anbieten
- Enzian (Gentiana lutea) kann bei Magenschwäche, Aufstoßen, Blähungen, Verstopfungen, Sodbrennen helfen. Da Enzian schon auf die Speichelsekretion Auswirkungen hat, soll der Enziantee (Enzianwein, En-
  zianlikör) eine bis ½ Stunde vor jeder Mahlzeit getrunken werden.
  Patienten mit einem hohen Blutdruck sollten kein Enzianpräparat angeboten werden.
- Tausendguldenkrauttee (Centaurium minus) wirkt bei sogenanntem
  müden Magen. Er fördert die Verdauung, treibt Blähungen aus und hilft
  bei Sodbrennen. Die Steigerung der Magensaftsekretion erfolgt schon
  von der Mundschleimhaut aus. Tausendguldenkrauttee wirkt nur bitter,
  also ohne Zucker- oder Honigzusatz.

- Medikamente nicht als kausale, sondern als palliative Maßnahme:
  - H2-Rezeptorenblocker wie Cimetidin, Ranitidin oder Antazida wie Magnesium- oder Aluminiumhydroxid)
  - Schleimhautschützer: Sucralfat
  - Dopaminantagonisten wie Metoclopramid, Domperidon regen die Peristaltik des oberen Magen-Darm-Traktes an, steigern den Tonus der Kardia. Achtung: Parkinson kann verstärkt werden!
  - Glukokortikoid wie Dexamethason, um ein Ödem zu reduzieren, z. B. bei Lebermetastasen.
- Aszitespunktion, wenn der Druck für den Patienten unerträglich wird und Atemnot auftritt. Die Probleme sind,
  - Dass sich der Aszites sehr schnell zurückbildet,
  - Dass der Eingriff sehr anstrengend für den Patienten ist,
  - Dass es zu großen Flüssigkeits-, Elektrolyten- und Proteinverlusten kommt.

Rückenmarkskompression und Knochenmetastasen

Jedes Karzinom und jedes Sarkom kann prinzipiell in das Skelett metastasieren. Die Karzinome, die am häufigsten in den Knochen metastasieren, sind das Mamma-, Prostata-, Bronchial- und Schilddrüsenkarzinom sowie das Hypernephrom. Die Metastasen können die Knochen zerstören. Die häufigste Lokalisation metastatischer Knochentumore ist die Wirbelsäule, als zweite die Oberschenkelknochen.

 ## 1. Knochenmetastasen

Begleitsymptome
Die Knochenmetastasen verursachen oft erhebliche Beschwerden wie
- Schmerzen
- Spontanfrakturen
- Rückenmarkkompression
- Hyperkalzämie durch Abbau von Knochensubstanz

 ## 2. Rückenmarkkompression

Die Rückenmarkkompression betrifft ca. 5% der Krebspatienten (Twycross). Die epidurale Raumforderung erstreckt sich oft über mehrere Wirbelkörper. Eine frühzeitige Diagnose ist notwendig, um die Mobilität des Patienten so lange wie möglich zu erhalten.

Begleitsymptome
- Zumindest anfangs sind sie den Plexusneuropathien sehr ähnlich. Sie betreffen jedoch meistens nur ein Dermatom oder Myotom.
- Progressive motorische Schwäche in einer Extremität.
- Schmerz ist oft das erste und einzige Anzeichen. Er wird als tiefsitzend beschrieben, wird immer stärker und ist oft im Liegen schlimmer als im Stehen.
- Sensibilitätsverlust in einem einzigen Dermatom.
- Inkontinenz. Ihr Auftreten bedeutet eine eher schlechte Prognose.
- Plötzliche, spontane Lähmung.

3. Therapien

- Bei Rückenmarkkompression sollte
  - Eine antiödematöse Therapie mit Glukokortikoid wie Dexamethason i.v. sofort beginnen, dann schnelles „Ausschleichen" per Os.
  - Die akute Harnretention erfordert eine sofortige Katheterisierung.
  - Präventive Strahlentherapie so bald wie möglich, solange die klinische Symptomatik noch minimal ist. Will man eine möglichst hohe Effektivität der Strahlentherapie erreichen, muss diese innerhalb weniger Stunden (unter 12 Stunden wenn möglich) nach Diagnose beginnen. Der Behandlungserfolg hängt u. a. vom Ausmaß der prätherapeutischen neurologischen Symptomatik, dem Zeitraum der Entstehung, der Histologie des Primärtumors und der Lokalisation des Einwachsens in die Wirbelkörper ab.
  - Rasche Schmerztherapie
  - Die palliative entlastende Neurochirurgie kann in Betracht gezogen werden, sollte der Patient noch eine gute Prognose haben. Leider gibt es oft Rezidive.
- Die Knochenmetastasen treten selten allein auf. Meisten gibt es mehrere Herde. Diese erfordern eine Behandlung des gesamten Skeletts. Ob eine Hormontherapie oder Chemotherapie noch in Erwägung gezogen werden soll, hängt auch hier von einer Risiko-Nutzen-Analyse und den Wünschen des Patienten[36] ab.
- Eine Strahlentherapie als Schmerztherapie kann einen langfristigen Rückgang (wahrscheinlich nicht Schmerzfreiheit) der Schmerzsymptomatik bedeuten, wobei nicht zu vergessen ist, dass die Wirkung manchmal erst drei bis sechs Wochen nach Ende der Bestrahlung einsetzt und eine Reossifikation osteolytischer Läsionen nicht vor drei bis sechs Monaten zu erwarten ist.
- Bisphosphonate hemmen die Osteolyse an den Osteoklasten, haben eine schmerzlindernde Wirkung und senken die Hyperkalzämie[37]. Diese Wirkungen dürften langfristig sein und es gibt Überlegungen sie prophylaktisch einzusetzen.
  Hilfsmittel wie Schienen können durch die Stabilisierung eine Schmerzlinderung bringen.

---

[36] Siehe Grundüberlegungen palliative Maßnahmen.
[37] Siehe Kapitel Hyperkalzämie.

Sexualität

„Über Sexualität redet man nicht." Mit dieser Einstellung werden die Patienten mit ihren Sorgen allein gelassen.

Auswirkung von Erkrankungen im Beckenbereich auf die Sexualität

- Änderung des Körperbildes nach Penisentfernung, radikaler Zystektomie mit Urostoma, Mastdarmentfernung mit Anus Praeter, ...
- Unfruchtbarkeit nach Unterbrechung der Samenleiter, nach Hysterektomie
- Harninkontinenz nach Prostataoperation oder Hysterektomie
- Trockener Orgasmus nach Entfernung der Samenblasen, nach Therapie
- Erektionsunfähigkeit nach Durchtrennung der für Erektion zuständigen Nerven, Gefäße
- Lymphödem einer oder beider unteren Extremitäten nach Lymphknotenausräumung
- Schmerzen beim Samenerguss nach Bestrahlung oder durch bestimmte Körperhaltungen
- Versagensängste

Auswirkung von anderen Erkrankungen auf die Sexualität

- Müdigkeit, grande Fatigue
- Mammaamputation
- Entstellender HNO-Krebs wie Kiefer-, Gaumen-, Zungenkrebs oder Kehlkopfkrebs haben sowohl eine Auswirkung auf das Aussehen als auch direkt auf die Sexualität wie Küssen, Verlust der natürlichen Stimme (viele zärtliche Nuancen fallen weg), für die Partnerin/Partner kann es ungewöhnlich sein den Atem an einer anderen Stelle (Tracheostoma) zu spüren
- Andere Erkrankungen wie Diabetes, Hypertonie wirken sich zusätzlich negativ auf die Sexualität aus
- Niedergeschlagenheit, Hoffnungslosigkeit, Depression
- Schmerzen durch längerfristige Schonhaltung, Verspannungen im ganzen Körper, Kopfschmerzen, Unwohlsein können die Folgen sein.

Die Sexualität hängt eng zusammen mit dem Körperbild und dem Selbstwertgefühl. Der Körper allein macht aber nicht die Qualität, das Begehrenswerte eines Menschen aus. Die Einzigartigkeit eines Menschen, die ihn liebenswert und lebenswert macht, liegt oft im Detail: sein Lachen, sein Humor, sein Familiensinn, bestimmte Gesten, Talente, Gewohnheiten, ... Entscheidend ist wie sich der Betroffene erlebt, was bedeutet für ihn/sie diese Einschränkung, Änderung. Was bedeutet Sexualität für beide Partner. Können sie in offenen wiederholten Gesprächen über Empfinden, Wünsche, wie sie sich gerade fühlen, reden. Diese Gespräche sollen schuldfrei gestalten werden, um Missverständnisse und ungewollte Kränkungen zu vermeiden. Wenn beide sich klar machen können, dass sich Sexualität nicht auf einen „Samenerguss", auf eine „Leistung erbringen" reduziert, sondern auf gegenseitiges Verstehen, gemeinsame Wege suchen, Freude, miteinander über alles reden können und dürfen, gegenseitiges Verständnis, „ich bin froh, dass es Dich gibt", „ich nehme Dich an, so wie Du bist", Liebe, Nähe und Zärtlichkeit, aber auch geduldig und nachsichtig sein mit sich selbst, dann entsteht eine solide Grundlage, um auch diese Schwierigkeiten zu überwinden und einen gemeinsamen glücklichen Weg zu finden.

Wenn beide Partner bereit sind, etwas Mühe und viel Zeit für Gespräche zu investieren, bereit sind, einfach etwas Neues auszuprobieren, ist ein zufriedenstellendes Intimleben möglich. Die Partnerin/der Partner kann lernen, empfindliche Stellen am ganzen Körper außerhalb der „gewöhnlichen" erotischen Zonen zu streicheln. Einige Hilfsmittel können ausprobiert werden. Wenn die Probleme kompliziert sind, eine offene Aussprache schwierig ist, da sie schon vor der Erkrankung nie stattgefunden hat, können verschiedene psychologische Hilfen in Anspruch genommen werden.

- Der Patient soll zuerst allein und dann gemeinsam mit seinem/seiner Partner/Partnerin Stellungen ausprobieren, die für ihn schmerzfrei sind und ein Intimleben ermöglichen. Es gibt keine Tabustellungen. Der Patient muss sich wohlfühlen.
- Der Patient kann sein Intimleben nach der Tagesverfassung planen, wo die Schmerzintensität, die Verspannungen, der Stress am geringsten sind, wo beide die „schönen" Gefühle genießen können.
- Ein Stoma kann durch das Tragen eines Unterhemds bedeckt bleiben. Ein Minibeutel kann kurzzeitig angelegt werden. Eine Tablette Metamizol kann sicherheitshalber in den Minibeutel gegeben werden, um mögliche Gerüche zu verhindern. Die Selbsthilfegruppe ILCO kann erste Ansprechpartner sein, um offen über diese Probleme reden zu können.
- Trotz Therapie oder gerade deswegen soll der Patient ermutigt werden, sein Äußeres zu pflegen, sich zu schminken, sich zu rasieren, sich gepflegt anzuziehen. „ich tue etwas für mich". Friseur und Kosmetikerin, Farb- und Stilberater können praktische umsetzbare Tipps und Tricks (Kopfbedeckung anstatt Haar) geben.

Ein Problem bleibt, das mit dem betreuenden Ärzteteam vor Therapiebeginn durchbesprochen werden soll: welche Auswirkung haben Erkrankung und Therapie auf Kinderwunsch. Sollen, können vor Therapiebeginn z. B. Samen tiefgefroren (Kryokonservierung) werden.

Singultus – Schluckauf

 1. Definition und Ursachen

Unwillkürliches, schnelles Zusammenziehen des Zwerchfells.
Schluckauf, der tagelang anhalten kann, ist sehr ermüdend und schmerzhaft. Er kann mechanische, neurologische, chemische oder psychologische Ursachen haben.

1.1 Mechanische Ursachen

- Reiz des Zwerchfells durch Tumormasse oder Infektion
- Zwerchfellhochstand durch Aszites oder Lebervergrößerung

1.2 Neurologische Ursachen

- Phrenicusreizung bei Lungenkrebs
- Hirnmetastasen

1.3 Chemische Ursachen

- Urämie
- Toxine
- Forcierte Atmung
- Überproduktion an Magensäure

1.4 Psychologische Ursachen

- Stresssituationen

 2. Begleitsymptome

- Schmerzen
- Unfähigkeit zu essen, zu trinken, zu kommunizieren
- Schlafstörung mit Erschöpfung

3. Therapie

Die Therapie von Schluckauf ist nicht so einfach. Schluckauf ist sehr hartnäckig.
Zum Einsatz kommen:

3.1 Medikamente
- Kausale Therapie wenn möglich
  - Medikamente gegen Blähungen, zur Hemmung der Magensäure-
    produktion, zur Anregung der Peristaltik wie Metoclopramid
  - Baclofen als Muskelrelaxans
  - Ein Versuch mit Antikonvulsiva kann Erfolg bringen
  - Haloperidol, Levomepromazin oder Midazolam wirken zentral und
    unterdrücken den Singultus
  - Glukokortikoid wie Dexamethason als antiödematöse Therapie
  - Nifedipin als Calciumantagonist kann versucht werden, wenn nichts
    anderes hilft. Nachteil von Nifedipin ist, dass es einen schnellen
    Blutdruckabfall verursachen kann.
  - Akupunktur

3.2 Viele Hausmittel
Feuchtwarme Auflage auf den unteren Brustkorbbereich kann Linderung
bringen
- Pfefferminztee (soll aber nicht gleichzeitig mit Metoclopramid getrun-
  ken werden)
- Volkstümliche Tricks

Die Subkutantherapie

Wohlbekannt auf Palliativstationen ist die subkutane Verabreichung von Medikamenten. Dies ist eine einfache Methode, die Symptomkontrolle und dadurch Lebensqualität im letzten Stadium ermöglicht, ohne unnötige lebensverlängernde Maßnahmen zu setzen.

 ## 1. Indikationen

Die subkutane Therapie sollte unter Berücksichtigung der Vorsichtsmaßnahmen und Kontraindikationen die parenterale Methode der Wahl sein, überall dort wo der Patient keinen venösen Zugang aus anderen Gründen benötigt.

1.1 Wenn Medikamente,

die per os gegeben werden, nicht mehr ausreichen oder nicht mehr genommen werden können.
Die Hindernisse können sein:
- Mechanische Dysphagien,
- Dysphagien durch Mund- und Pharynxentzündungen,
- HNO- und Ösophaguskrebs,
- Schleimhautentzündungen, Mundgeschwür,
- Schluckbeschwerden,
- Ösophagotrachealfistel (pathologische Speiseröhren-Luftröhrenverbindung),
- Neurologische Beschwerden, „sich verschlucken",
- Unkontrollierbares Erbrechen (z. B. Subileus),
- Bewusstseinsstörungen, Verwirrtheit, Koma, Terminalstadium.

Die subkutane Rehydratation (Hypodermoclysis) mit festdefinierter Menge ist zur Förderung des Wohlbefindens des Patienten z. B. bei metabolischen Störungen, Fieber, Infektion angebracht.

1.2 Wenn die per Os zu verabreichenden Medikamente

nicht rektal gegeben werden können:
* Der Arzneistoff wird rektal nicht resorbiert,
* Bei rektalem chirurgischem Eingriff,
* Bei rektaler Tumormasse,
* Bei Durchfall, Stuhlinkontinenz,
* Bei rektaler Schleimhautproblematik.

Für eine gezielte Symptomlinderung in der letzten Lebensphase.

1.3 Wenn die Venen nicht mehr zugänglich sind

1.4 Für intermittierende Behandlung,

vierstündlich spritzen oder bei Bedarf öfter.

1.5 Für Dauertherapien

mit Spritzen, Pumpen usw.
Die subkutane Verabreichung ist der intravenösen vorzuziehen, wenn:
* Venen kaum auffindbar sind,
* Wenn die Gefahr einer Lymphgefäßentzündung bzw. Probleme mit
  durchlässigen Venen bestehen.

1.6 Für kombinierte Therapien

Viele Medikamente eignen sich für eine subcutane Therapie. Metamizol,
Metoclopramid oder Haloperidol können zum Beispiel in Kombination mit
Opioiden subcutan verabreicht werden. Es gibt Kompatibilität aber auch
Inkompatibilität bzw. einige Medikamente sollten nur als Bolus gegeben
werden.
Es ist Aufgabe des Arztes sich zu informieren.

Die Einfachheit der Benützung und der Kontrolle, die Wirksamkeit (gute
Medikamentenresorption), die gute Toleranz und die Bequemlichkeit für
den Patienten machen die subkutane Therapie zu einer Technik, die wir
gut kennen sollten, besonders wenn man Patienten im Endstadium zu
Hause betreut. Verschiedene Medikamente können entweder intermit-
tierend oder als Dauertherapie verabreicht werden.

2. Kontraindikationen

Die absolute Kontraindikation ist begrenzt auf diffuse Hautinfektionen. Koagulationsstörungen bzw. Antikoagulantientherapien sind relative Kontraindikationen. Man sollte auch nicht in eine ödematöse – bzw. Papierhautgegend injizieren (Infektionsgefahr und schlechte Resorption). Berücksichtigen sollte man, dass die subkutane Gabe von Medikamenten unter Schockzustand oft zu schlechter Resorption durch nicht ausreichende Hautdurchblutung führt.

 ## 3. Die Vorteile

- Verringerung der wiederholten Injektion (manchmal 8 bis 12mal am Tag) und, als Folge davon Vermeiden des Stichschmerzes.
- Die Medikamentengabe alle 4 Stunden kann stattfinden, ohne den Patienten aufwecken zu müssen. (Wie viele Schwestern würden gern die Spritze weglassen, um den Patienten nicht aufwecken zu müssen?)
- Die Suche nach einem Venenzugang bzw. das Erhalten eines durchgängigen Venenzugangs fällt weg.
- Durch die Dauertherapie erreichen wir einen stabilen Blutspiegel ohne Über- bzw. Unterdosierung und dadurch eine geringere Nebenwirkungsrate und einen niedrigeren Analgetikabedarf.
- Hämatomvermeidung besonders bei Patienten, die unter Thrombopenie leiden. Keine Phlebitiden.
- Vereinfachung der Hausbetreuung und Bewahrung der Mündigkeit des Patienten (Entscheidungsmöglichkeit über Bolus-Gabe).
- Das Personal wird bei Dauertherapie befreit von fixen Uhrzeiten und dem Druck, der dadurch entstehen kann. Die Pflegenden können sich anderwärtig mit dem Patienten beschäftigen.
- Keine Gefahr von Lungenödem
- Gezielte Schmerz- und Symptomverminderung
- Die subcutane Therapie ist kostengünstig

 ## 4. Mögliche Probleme

Die Probleme, die während einer intermittierenden Verabreichung entstehen können, sind:
- Schmerzen während der Medikamentengabe (zu schnelle Gabe, reizendes Produkt)
- Verhärtung
- Ödem

- Rötung: Resorptionsverminderung der Medikamente; Auslaufen von Flüssigkeit aus der Einstichstelle unter dem Verband.

Die genauen Ursachen für diese lokalen Reaktionen sind noch unbekannt: „Glasbrösel", aseptische Fettnekrose, lokale Medikamententoxizität, hyper- oder hypotone Lösungen, Nadelallergie, ... Die Nadelallergie ist in Erwägung zu ziehen, wenn die lokale Reaktion in den ersten 12 Stunden nach einer reinen Morphininfusion auftritt. Eine Lösung mit einem niedrigen PH-Wert scheint nicht in jedem Fall eine Ursache zu sein, wenn die Flüssigkeitsmenge niedrig ist (0,3 bis 1 ml/h).
Ob die prinzipielle Gabe von Hyaluronidase diese lokalen Hautreaktionen verhindern könnte, wird sehr unterschiedlich bewertet.
Die dauernde Verabreichung von Substanzen ist problemloser, die einzigen Schwierigkeiten können technische Probleme mit der Pumpe bzw. mit dem Infusionsbesteck sein. Man muss regelmäßig die Infusions-Geschwindigkeit kontrollieren.

5. Informationen für den Patienten und seine Familie

Es ist wichtig, dem Patienten zu erklären, welche Vorteile er von dieser Art der Therapie erwarten kann. Der Übergang von per-os-Therapie zu s.c.-Therapie kann mit Angst verbunden sein. Patienten glauben manchmal, dass dies eine Verschlechterung ihres Zustandes bedeutet, sowie eine Verminderung ihrer Selbstständigkeit. Genau das Gegenteil ist der Fall. Der Patient kann sich mit seiner Pumpe problemlos bewegen und kann selber entscheiden, wann er eine Zusatzdosierung braucht. Diese „Patient Controlled Analgesia"-Therapie ermöglicht eine Schmerzbekämpfung von hoher Qualität. Eine Schmerztherapie, die den schmerzhaften Momenten des Alltags angepasst ist (Verbandswechsel, Lagerung, Körperpflege, aber auch Familienfeiern, Terminen, ...).
Der Patient soll wissen, wie die Pumpe funktioniert.

6. Gebrauchsanleitung

6.1 Das Material

- Subkutane Nadeln: Butterfly® 23 (grün) oder 25G, Vygon, Pharmacia, Baxter, ...
- Die Pumpe, Miniperfusor oder Elektrospritze: Pharmacia, Baxter Infusiomat, Graseby,

- Bei Bedarf: 3-Weg-Hähne
- Verbindungsstück 60, 90 oder 120cm lang
- Der Verband (Art Opsite, Tecaderm), auf jeden Fall transparent, um die Einstichstelle beobachten zu können.

6.2 Die Luftleere

Bei intermittierendem Spritzen, füllt man zuerst die Leitung mit NaCl. Jedes Mal spritzt man genau soviel Flüssigkeit nach, wie notwendig ist, um die Leitung voll zu halten. Die Flussrate für die subkutane Medikamentengabe sollte nicht über 5 ml/h liegen.
Bei Dauertherapie wird die Leitung mit dem Medikamenteninhalt gefüllt.

6.3 Die Einstichstelle

Das gesamte subkutane Gewebe kann benützt werden. Man muss nur Druckstellen, Erreichbarkeit, Mobilität und Patientenwünsche berücksichtigen. Bevorzugt werden die Oberarmaußenseite, der Deltoideus, die Subscapularisgegend, die ventrale Seite des Oberschenkels (sie ist lediglich auszuschließen, wenn im kleinen Becken ein raumfordernder Prozess besteht) und die Bauchdecke. Die Subscapularisgegend sollte bevorzugt werden, da die lokale Resorptionsfähigkeit der Subcutis bestens gewährleistet zu sein scheint.
Man wählt eine gesunde Hautstelle. Der Arm, den der Patient für selbstständige Bewegung einsetzt, Schwellungen, wunde Hautstellen (Ausschlag, Decubitus, Kaposi) und Ödemstellen, sollen gemieden werden.
Nach einer gründlichen Desinfektion wird die Haut in einem 30–45° Winkel angestochen. Oft wird die Nadel nicht weit genug hineingeschoben, was eine schlechte Resorption verursacht. Nachdem man eine Sicherheitsschlinge gemacht hat, wird der Butterfly® mit einem durchsichtigen Verband befestigt. Dadurch kann die Injektionsstelle laufend kontrolliert werden. Das Einstichdatum muss auf dem Verband vermerkt werden.

6.4 Die Nadelentfernung

Bei Dauertherapie kann die Nadel in der Regel zwischen 3 und 7 Tagen an Ort und Stelle bleiben. Bei Thrombopenie, Neutropenie und Koagulationsstörungen ist häufigeres Wechseln von Vorteil. Treten Schmerzen, Rötung, Verhärtung oder Ödeme an der Einstichstelle auf, wird die Nadel sofort gewechselt. Bei intermittierender Therapie muss die s.c. Nadel öfter kontrolliert werden und darf maximal 7 Tage an Ort und Stelle bleiben. Der Wechsel der Einstichstelle erfolgt proportional zur infundierten Menge und zur Beschaffenheit des Produktes (mehr oder weniger rei-

zend). Für eine Verweilinfusion, oder bei reizenden Substanzen sollte man
die Nadel alle 48 Stunden, bzw. prophylaktisch jeden Tag wechseln.
Die Einstichstelle ist zu reinigen. Um Verhärtungen zu vermeiden, kann
für ein paar Stunden ein Umschlag angelegt werden.

 ## 7. Schluss

Die subkutane Therapie wird leider viel zu wenig angewandt, obwohl sie
eine minimale Belastung für den Patienten darstellt. Die Indikationen
sollten bekannter sein, besonders für den Bereich der Hauskrankenpflege
und für die Pflegeheime. Die verschiedenen verfügbaren Substanzen, die
subkutan verabreichbar sind, können die Lebensqualität wesentlich erhöhen.

Schmerzbekämpfung vor schmerzhafter Pflege

Vor jeder schmerzhaften Prozedur sollte der Patient schmerzstillende Mittel bekommen. Die Schmerztherapie ist abhängig:

- Von der Dauer. Soweit es möglich ist und soweit der Zustand des Patienten es zulässt, sollte man alle schmerzhaften Handlungen wie Waschen, Einlagen oder Verband wechseln, Einlauf, Lagerung, Mobilisation optimal organisieren.
- Von der Dauerschmerztherapie: Was kann zusätzlich geben werden?
- Von den medizinischen Voraussetzungen: Wie sind die Nieren- oder Leberfunktionen?
- Vom Wunsch des Patienten: Was ist für **ihn** wichtig?
- Vom Pflegeziel: Was will ich mit meiner Pflege erreichen?
- Vom Pflegeplan:
  - Wie werde ich vorgehen?
  - Was benötige ich dafür?
  - Wie lange brauche ich?
  - Die Planung soll so exakt sein, dass ein Unterbrechen der Durchführung verhindert wird. [38]
- Vom Komfort des Pflegenden:
  - Wie kann ich am besten arbeiten?
  - Wie kann ich meine Pflegewünsche mit den Wünschen des Patienten koordinieren?

---

[38] Siehe Kapitel Decubitus.

Tenesmus Alvi – Schmerzhafter Stuhlgang

Es handelt sich um ein sehr unangenehmes schmerzhaftes Gefühl von Stuhldrang ohne Stuhlproduktion.

 ## 1. Ursachen

- Raumfordernder Prozess im kleinen Becken, z. B. bei Rektum-, Prostata- oder Gebärmutterkrebs. Der Ursprung liegt wahrscheinlich in einer Verletzung oder Kompression der afferenten visceralen Nervenbahnen
- Hämorrhoiden und Stuhlinkontinenz mit Abgang von geringen Mengen flüssigen Stuhls werden oft begleitet von einem Stuhldrang
- Phantomschmerz nach Rektumoperation; Status Post Strahlentherapie

 ## 2. Therapie

Stuhldrang ist sehr hartnäckig und ist sehr schwer zu beheben.

2.1 Palliative Medikamentengabe

- Glukokortikoidgabe in Zäpfchenform oder mit Mini-Einlauf; Neuroleptika, Muskelrelaxans; Intrathekale oder peridurale Morphiumgabe scheint wirksamer zu sein als Morphium per Os; Nervenblockade

2.2 Pflegerische Maßnahmen

- Besonders gründliche Intimpflege mit reinem Wasser, ohne Seife, ohne Druck auszuüben oder mit Spülung. Gut trocknen. Schutzcreme auftragen. Pflegestandard erstellen. Nach jeder Intimpflege ein Lokalanästhetikum auftragen
- Lauwarme Sitzbäder mit Kamillentee, Schafgabentee (Achillea millefolium) können eine kurzfristige Linderung bringen bzw. Königskerze (Verbascum thapsiforme) oder Scharfgabe als Salbe lindern Hämorrhoiden
- Sitzkissen zur Entlastung des Perineums
- Den Patienten mit seinem Problem ernst nehmen, begleiten und ihm zuhören.

Tussis – Husten

Husten ist ein komplexer viszerosomatischer Reflex, dessen Sinn es ist, den Bronchialbaum von Schleim und Fremdkörpern zu befreien. Dieser Reflex äußert sich als forcierter Exspirationsstoß unter Mitarbeit der Brustkorbmuskulatur und Stimulation der interkostalen Nervenbahnen.

1. Ursachen

- Husten kommt bei 80 % der Lungenkarzinome vor.
- Sekundäre bronchiale oder pulmonale Infektion
- Zusatzkrankheiten wie Asthma, Herzinsuffizienz
- Pleuraerguss
- Obstruktion durch Tumormasse
- Medikamenteninduziert
- Rauchen

2. Produktiver Husten: Mit Expektoration (Auswurf) verbunden

Sekretlockerung durch:
- Inhalationen
- Vernebelung mit z. B. Meersalz; Dampfbad mit ätherischen Ölen
- Brustwickel (Zitronen, Kneipp etc.)
- Atemtherapie[39]: Erlernen des produktiven Aushustens, Abklopfen und Vibrieren des Rückens.
- Der Alant (Inula helenium) ist ein bewährtes Hustenmittel. Die Blätter und Wurzeln wirken schleimlösend und auswurffördernd. Alant muss richtig dosiert werden, sonst kann es Erbrechen verursachen. Der Alantwurzeltee wird in kaltem Wasser angesetzt.
- Unterstützende Lagerung
- Flüssiges Sekret: Butylscopolamin, Atropin
- Zähes Sekret: Acetylcystein Inhalation

---

[39] Siehe Kapitel Dyspnoe.

Sollte der Patient zu schwach sein zum Abhusten – besonders bei ALS – sollten keine Schleim fördernden Medikamente eingesetzt werden. Eine Sekretreduktion durch Scopolamin, Butylscopolamin oder Glycopyrronium umbromid sollte in diesem Fall versucht werden.

 ## 3. Rauer und trockener Husten

Sehr anstrengend für den Patienten.

3.1 Ursache

- Reizhusten durch Chemikalien oder durch eine Kompression oder nervöser Husten.

3.2 Therapie

- Palliative Strahlen- und Chemotherapie sollten in Betracht gezogen werden
- Glukokortikoid wie Dexamethason
- Sedative Hustensäfte mit Codein (Antitussivum und Opioid-Analgetikum) oder Dextromethorphan (Antitussivum). Oft bringt es nicht viel, einem Patienten, der Opioid nimmt, zusätzlich Codein zu verabreichen. Es empfiehlt sich eher, die Opioiddosis zu erhöhen.
- Jeder Husten verursacht eine Pharynxreizung, die oft mit kleinen Schlucken gezuckerten Wassers (1 Kaffeelöffel auf 100 ml) oder Bonbons zu beheben ist.

Auf jeden Fall sollte man:
- Dem Patienten die Ursache seines Hustens erklären,
- Die orale Flüssigkeitszufuhr, wenn möglich erhöhen,
- Einen Luftbefeuchter installieren,
- Für frische Luft sorgen,
- Staub und Gerüche vermeiden,
- Eine bequeme Lagerung suchen,
- Nahrungs- und Medikamentenaufnahme in aufrechter Stellung ermöglichen.

Wenn möglich, sollten der Patient und seine Besucher nicht rauchen. Rauchverbote sind eher sinnlos, solange der Patient nicht aus eigenen Stücken aufhören möchte.

4. Hämoptoe

Hämoptysis oder Bluthusten
Bei massiven Blutungen[40] Ruhe bewahren!
Therapie:

- zentral wirkende Antitussiva
- Strahlentherapie
- Glukokortikoid wie Dexamethason.

---

[40] Siehe Kapitel Notfälle.

Ulzerierende Wunden

Ein großes Problem sind Patienten mit ulzerierenden Wunden. Sie leiden zum Teil unter extremer Geruchsbelästigung. Diese Patienten sind häufig vereinsamt und haben sich – aus Ekel vor sich selbst – von ihren Angehörigen und Freunden sowie aus allen Bereichen des gesellschaftlichen Lebens zurückgezogen. Aufgabe der Pflege ist es, durch individuelle Verbandtechniken und Verbandmaterialien den Geruch zu beseitigen oder zu vermindern, bzw. einen Verband so anzulegen, dass er für den Patienten kosmetisch akzeptabel ist. Durch diese pflegerischen Maßnahmen, verbunden mit einfühlsamen Gesprächen, Akzeptanz und positiver Wertschätzung kommen viele Patienten wieder aus der Isolation heraus. Sie erleben wieder körperliche Nähe zu Angehörigen und Freunden und werden dadurch wieder in das soziale Leben integriert.

 ## 1. Ursachen

- Decubitus
- Vaginaler Ausfluss
- Künstliche Ausgänge
- Harnfistel
- Hautfistel
- HNO-Tumore
- Hautmetastasen: durch die ulzerierende Wunde ist die Krankheit permanent präsent. Schritt für Schritt wird das Körperbild zerstört. Es kann bis zu Urängsten führen: „Die Integrität meines Körpers ist gefährdet. Wie soll ich Wärme und körperliche Geborgenheit erfahren?"

 ## 2. Ziele der Therapie

Ziel der Pflegemaßnahmen muss neben einer hochprofessionellen kreativen Wundversorgung, eine aufrichtige behutsame Betreuung und Begleitung des Patienten und seines Umfeldes sein: Wie erleben Sie die Situation? Was ist jetzt für den Patienten und für seinen Angehörigen wichtig? Was hat Priorität?

Ein sorgfältiges regelmäßiges Wundassessment gehört, so wie das Schmerzassessment zu den Aufgaben der Pflegepersonen.

- Schmerzlinderung
- Geruchsvermeidung
- Lokale Therapie
- Verhinderung von Isolation, sozialem Rückzug

Bei Patienten mit Hyperästhesie kann ein Verbandwechsel einen quälenden Durchbruchschmerz erzeugen. Die Schmerzen fühlen sich bei der leichtesten Berührung, Druck oder Temperaturänderung intensiv. Es ist sehr wichtig präventiv realistische Ziele mit dem Patienten zu definieren: Schmerz darf während eines Verbandwechsels erlebt werden, aber das Ziel sollte sein, Schmerz, Belastung, Angst und Unwohlsein auf ein Minimum zu reduzieren. Die Patienten müssen genau über die Sinnhaftigkeit und die Wichtigkeit der prophylaktischen Schmerzeinnahme informiert und geschult werden. Damit erlangen sie wieder Selbstkontrolle über ihre Situation. Der Patient muss auch genau wissen, wie der Verbandwechsel abläuft.

 ## 3. Wunden

- Systematische präventive Schmerztherapie und Einhaltung der Wirkzeiten.
- Lokale Schmerztherapie
- Regelmäßige behutsame Reinigung und unnötige Manipulation an der Wunde vermeiden
- Eine lokale Antibiotikatherapie kann in Erwägung gezogen werden, um Sekundärinfektionen und Eiterbildung entgegenzuwirken.
- Schutz der umgebenden Hautareale mit Zinkpasten, Lasepton, ...
- Kohlekompressen und/oder Metronidazol können Gerüche wirksam beseitigen.
- Metronidazol:
  - Injektionslösung kann in eine kleine Sprayflasche gefüllt werden, um so schwer zugängliche, übelriechende Wunden, Höhlen, Fisteln, Öffnungen zu besprühen.
  - Ovula für die Vagina
  - Tabletten können in Stomabeutel gegeben werden
  - Kann über Ultraschallvernebler inhaliert werden um den Geruch von zerfallendem Tumor im HNO-Bereich, oder Lunge zu reduzieren.
- Bei Patienten die Metronidazol nicht vertragen, kann Aluminium- und Magnesiumhydroxid oder Clindamycin auf sauberen trockenen Wunden den Geruch reduzieren.

- Naturjoghurt, Honig täglich auf tiefe, saubere Wunden gestrichen, kann die Schorfbildung fördern und lindert oft brennende lokale Schmerzen.
- Jodoform- oder Sucrulfat-Paste sowie in 1:1000 Adrenalin getauchte Kompressen haben blutstillende Wirkung.
- Die palliative Strahlentherapie kann unter Umständen die Bildung von Hautmetastasen bremsen.
- Den Rat eines ausgebildeten Wundspezialisten einholen. Regelmäßige Evaluation und bei Bedarf Adaptierung des Wundmanagements mit ausgezeichneter Beobachtung und Dokumentation.
- Auf die Rahmenbedingungen während des Verbandwechsels achten: Lärmpegel, Lagerung, Rhythmus, Geruch, Timing, ist alles vorhanden, eigene Haltung der Pflegeperson (ruhig oder nervös). Achtsamkeit, Ruhe und Feinfingergefühl walten lassen.
- Die Gebrauchsanweisung des Herstellers befolgen und auf die Temperatur der benötigten Produkte achten. Produkte auswählen, die zu einer Verringerung der Verbandwechselzahl auf ein Minimum führen.
- Die Ressourcen des Patienten nützen (Selbstmanagement: ich kann etwas für mich tun) und Unterstützung, wo notwendig holen.
- Das plötzliche Auftreten eines Schmerzes in einer Wunde kann ein Hinweis auf Heilungsprobleme, Infektion, unsachmäßige Behandlung, Ischämie, Wundtrockenheit, vermehrtes Exsudat, Ödem, Mazeration oder Allergie sein. Eine gute Beobachtung und Dokumentation müsste bei der Klärung der Ursache unterstützend sein.
- Ulzerierende Wunden können zu massiven spontanen Blutungen führen. Der Patient, seine Angehörigen und das Personal müssen gut informiert und geschult sein. [41]

4. Harnfisteln

kommen bei rund 1 % der Patienten vor, besonders bei Magen-Darm-Krebs bzw. nach Strahlentherapie im Beckenbereich.
Die erste Frage ist, ob ein Fistelverschluss stattfinden kann? Ansonsten:
- Stomabeutel mit Kohlefilter benützen
- Probieren, ob und welche Beutel sich am besten kleben lassen, je nach Sekretion und Anatomie des Patienten. Auch an pädiatrische Stomabeutel denken
- Exakt abdichtende Platten suchen
- Bei Hyperkeratose, Kristallbildung: 1 bis 2mal täglich Spülung mit Essigwasser 1:1. Zehn Minuten wirken lassen und ausleeren
- Harn regelmäßig entleeren, da Urin die Haut angreift

---

[41] Siehe Kapitel Notfall.

- Zinkoxidpaste als Hautschutz benützen
- Wenn kein Stomabeutel erfolgreich angelegt werden kann, siehe oben: ulzerierende Wunden

 ## 5. Vaginaler Ausfluss

- Vaginale Spülung mit Betaisodona Lösung, Teebaumöl (10 Tropfen auf 100 ml Wasser), Achten auf die Spülungstemperatur
- Bei vaginaler Blutung Tamponade bzw. Eiswasserspülung probieren
- Metronidazol-Spülung oder Ovula bei Geruchsentwicklung
- Naturjoghurtkompresse beruhigt juckende Labien (Schamlippen).

Mit Einverständnis des Patienten kann eine Duftnote im Zimmer aufgestellt werden: Lavendel, Minze, Zitrone, Pot Pourri.

Urämie – Nierenversagen

Harnvergiftung, terminale Niereninsuffizienz

 ## 1. Ursache

Urämie tritt oft in der Terminalphase von Krebserkrankungen auf, besonders wenn der Harntrakt betroffen ist.

 ## 2. Begleitende Symptome

- Anorexie
- Singultus
- Übelkeit und Erbrechen
- Durstgefühl
- Pruritus
- Pericarditis
- Schläfrigkeit. Die zunehmende Somnolenz ermöglicht eine subjektiv geringere Wahrnehmung der Beschwerden.
- Krampfanfälle
- Atemnot durch Ödeme

 ## 3. Therapie

Es gibt kaum kurative Therapien, es können lediglich die Symptome einzeln gelindert werden. Ziel ist es, ein „würdiges, sanftes" Einschlafen zu ermöglichen.

Verwirrtheit – Unruhe

Verwirrtheit, Agitation, akuter Erregungszustand ist ein verbreiteter und beängstigender Geisteszustand, der mit Trübung der Gedanken, Desorientiertheit, Verständnis- und Gedächtnisstörungen einhergeht. Es handelt sich u. a. um ein organisches Gehirnsyndrom, das akut oder chronisch sein kann. Achtung: verängstigte, schwerhörige Patienten sind nicht, wie oft behauptet, unbedingt verwirrt!

 ## 1. Auslöser

können mannigfaltig sein und sind meistens multidimensional:

1.1 Ungewohnte Reize

- Zu warm oder zu kalt
- Unter- oder Überstimulierung
- Volle Blase, Harnretention oder volles Rektum
- Schmerzen, Pruritus, Übelkeit, Dehydratation usw.

1.2 Umgebungsveränderungen

- Verlassen der gewohnten Umgebung, besonders bei sensorischen Defiziten (Seh- und/oder Hörstörungen)
- Änderung der Bettstellung mit Schlafmangel
- Bettlägerigkeit
- Abteilungswechsel, Verlust von Bettnachbarn usw.

1.3 Stoffwechselstörungen

- Urämie, Hyperkalzämie
- Dehydratation
- Hypoxie, Hyponatriämie, Hypoglykämie
- Leber- oder Nierenfunktionsstörung
- Septische Toxizität
- Mangelerscheinungen wie Avitaminosen, Hormonstörungen usw.

1.4 Tumorbedingte Funktionsstörungen

- Eines bestimmten Organsystems
- Hirnmetastasen, Gehirnblutung

1.5 Psychische Störungen

- Depression, Angstzustände
- Schizophrenie und schizoaffektive Zustände

1.6 Medikamentennebenwirkungen

- Narkotika, Phenothiazine, Barbiturate, Benzodiazepine, Steroide
- Medikamente bei Parkinson
- Digoxin, H2-Blocker
- Opioidtoxizität: Die gleichzeitige Gabe von NSAID oder ACE-Hemmern mit Opioiden kann zu Niereninsuffizienz führen. Dies kann eine Opioid-metaboliten-Akkumulation und Verwirrtheitszustände als Folgen bedeuten.
- Paradoxe Reaktion auf Sedativa, Hypnotika oder Anxiolytika

1.7 Medikamentenentzug

- Alkohol
- Barbiturate, Benzodiazepine, Opioid, Glukokortikoid, Cimetidin (selten) usw.

1.8 Andere Gehirnerkrankungen

- Morbus Alzheimer, Demenz, cerebrovaskuläre Störungen, Parkinson-syndrom, Epilepsie
- Komplikationen von AIDS, ...

1.9 Zusatzinfektionen

mit hohem Fieber: Lungenentzündung, Septikämie/Sepsis
Differenzialdiagnose: Akathisie: isolierter Drang herumzulaufen und Unfähigkeit ruhig zu sitzen aufgrund einer extrapyramidalen Systemstörung

2. Therapien

Ziel der Therapie sollte sein, für den Patienten die große Belastung, die durch die Unruhe entsteht zu lindern. Was ist jetzt *für ihn* wichtig? Wie erlebt er jetzt seine Situation? Das Ziel sollte sein in eine Ich-Du-Beziehung (Martin Buber) zu treten. Dies bedeutet, dass die Pflegepersonen lernen müssen die Sprache des Patienten zu verstehen. Da-Sein.

- Differenzialdiagnose zwischen Verwirrtheit, Depression, Demenz, Angst, Schmerzepisoden durch Psychometrie erstellen. Soweit wie möglich kausale Therapie
- Vertraute Umgebung und Beziehungen schaffen (soweit es möglich ist, zwei oder drei Bezugspersonen)
- Basale Stimulation, Validation, Kamillenkissen wirken beruhigend und entspannend, lindern die Angst.
- Sich Zeit nehmen, in Ruhe arbeiten, dem Rhythmus des Patienten angepasst, Zeit und Offenheit für Gespräche
- Ruhe, Einzelzimmer und Anwesenheit eines Angehörigen (der Geborgenheit, Ruhe und Sicherheit vermittelt)
- Ein Nachtlicht bietet Orientierung. Soll die Zimmertür offen bleiben, um Sicherheit zu vermitteln?
- Gute Aufklärung und Schulung der Angehörigen und des Personals sind notwendig, um Urängste abzubauen.
- Überprüfung der Medikamente, Laborwerte, Infektionsanhaltspunkte, Dehydratation
- Medikamente[42]:
  Indikation, Verträglichkeit und Kontra-Indikationen sollten vor dem Einsatz gut überlegt werden.
  - Glukokortikoid: Dexamethason bei Ödemen.
  - Haloperidol ist ein antipsychotisches Neuroleptikum (Butyrophrenon-Derivat); bei Halluzinationen, Wahnideen
  - Levopromazin, Chlorpromazin, Periciazin Neuroleptikum (Phenothiazin-Derivat).
  - Melperon und Pipamperon (Butyrophrenon-Neuroleptikum)
  - Clomethiazol (Antikonvulsivum und Neuroleptikum)
  - Diazepam (Benzodiazepin),
  - Midazolam ist sehr stark sedierend (ist ein Benzodiazepin-Derivat, Tranquillans)
  - Lorazepam bei ausgeprägter Agitiertheit (ist ein Benzodiazepin-Derivat, Tranquillans)

Midazolam und Haloperidol können mit Morphium in einer Pumpe gegeben werden.

---

[42] Siehe Kapitel Angst und Depression.

Notfälle

Unberechenbare Notfälle gibt es in der Sterbebegleitung nicht. Viele Komplikationen wie Vena-cava-superior-Syndrom, Rückenmarkskompression, Wirbelkörperbrüche, Atemnot, Hämorrhagien, Krampfanfälle, akute Angstzustände verlangen zwar ein sofortiges Handeln, sind jedoch voraussehbar und müssen jederzeit einkalkuliert werden.

> Im Notfall ist die beruhigende Anwesenheit einer vertrauten, kompetenten Pflegeperson durch nichts zu ersetzen.

Kranke fürchten alles Unbekannte mehr als das, was sie erklärt bekommen haben. Ängste basieren meist darauf, dass der Patient, ebenso wie seine Angehörigen oder manchmal auch die Pflegepersonen nicht wissen, was mit ihm geschieht und was noch vor ihm liegt. Gute, verständliche, fundierte Informationen über Krankheit und Komplikationszusammenhänge vereinfachen oft die Situation. In der Terminalphase beschäftigen den Patienten aktuelle Beschwerden oft mehr als die Diagnose.

1. Alle Teammitglieder

d. h. von der Bedienerin über den Patienten und seine Angehörigen bis hin zu Pflegenden und Arzt sollten über mögliche Komplikationen aufgeklärt, auf den Ernstfall vorbereitet werden, besonders dann, wenn der Patient zu Hause betreut wird.

Jeder muss wissen

- Welche Komplikationen eintreten könnten.
- Welche Maßnahmen sofort zu treffen sind.
- Wo sich die benötigten Medikamente und Hilfsmittel befinden. Soweit es möglich ist, sollten Notmedikation und Hilfsmittel (Spritzen, Nadeln, Beißkeil, usw.) im Patientenzimmer jederzeit sichtbar und griffbereit sein.
- Wer wofür zuständig ist. Erreichbarkeit
- Ob Wiederbelebungsmaßnahmen angebracht sind oder nicht.
- Klare Notiz für den Notarzt hinterlassen.

Diese Maßnahmen müssen in regelmäßigen Abständen durchgesprochen werden, um sicher zu sein, dass sie für alle Beteiligten klar, nachvollziehbar und annehmbar sind. [43]

2. Wiederbelebungsfrage

Die Frage, ob Wiederbelebungsmaßnahmen angebracht sind, sollte für den Notfall mit allen, besonders aber mit dem Patienten und seinen Angehörigen durchdiskutiert werden. Es muss jedem klar sein, dass ein herbeigerufener Notarzt verpflichtet ist, alle lebensrettenden Maßnahmen einzuleiten. Darin besteht seine Aufgabe. Es kann weder von ihm, noch vom Hausbetreuungsteam oder von den Angehörigen verlangt werden, in der Notsituation eine Entscheidung zu treffen. Oft will der Patient gar keine Reanimation, besonders dann, wenn er sich darauf verlassen kann, dass er im Notfall nicht im Stich gelassen wird, dass Personen an seiner Seite sein werden, die genau wissen, was zu tun ist.

3. Schwierige Situationen

Durch Ruhe bewahren „Panikansteckung" vermeiden
- Massive Blutung: bzw. massiver Bluthusten, Hämoptoe/Hämoptysis um die Sichtbarkeit der Blutung zu unterdrücken, dunkle Tücher zum Tamponieren auflegen und, wenn gewünscht, sedieren.
- Bei Durchbruchschmerz, Schmerznotfall kann die Opioidgabe intravenös verabreicht werden. Morphium 1 bis 2 mg alle 10 bis 20 Minuten so lange titrieren, bis eine signifikante Schmerzlinderung eintritt. Die Therapie hat Vorrang vor der Diagnose. Der Patient **muss** intensiv überwacht werden. Nutzen (Schmerzlinderung) -Risiko (abnehmende Vigilanz, abnehmende Atemfrequenz und zunehmende Sedierung) – Analyse. Erstickung in der Terminalphase von ALS: eine intravenöse Mischung von Glycopyrolat (Schleimsekretionsreduzierung) Midazolam (Sedierung) und Opioid (Schmerzlinderung) in Betracht ziehen nach ausführlicher Diskussion mit dem Patienten (die Sedierung kann ein Abschied nehmen verhindern), den Angehörigen und dem gesamten Team (wessen Leid wird behandelt?). Wobei diese Diskussion nicht im Akutstadium stattfinden soll, sondern regelmäßig im Lauf der Betreuung. Das klare Therapieziel **ist Symptomlinderung**. Klare Abgrenzung zur aktiven Euthanasie.

---

[43] Siehe Kapitel über Konvulsionen.

- Bei Patienten die unter HNO-Tumoren leiden, rechtzeitig an die drohende Atemverlegung denken, um Vorgehen in Akutsituation zu klären: Tracheotomie? Die Tracheotomie ist ein schwerwiegender Eingriff und kann einen entscheidenden Lebensqualitätsverlust bedeuten.
- Bei akuter Atemnot[44]
- Daran denken, dass die subkutane Medikamentengabe im Schock oft eine unsichere Resorption durch die schlechte Durchblutung hat.

Eine bequeme Lagerung suchen:
- Seitenlage bei Erbrechen und Hämatemesis
- Querbett sitzen oder Oberkörper-Hochlagerung bei akuter Atemnot; für Frischluft sorgen
- Knierolle bei akuten Darmschmerzen

Ruhe bewahren

 ## 4. Adressen

- Österreichische Palliativgesellschaft
  http://www.palliative-care.at

- Schweizerische Gesellschaft für palliative Medizin, Pflege und Begleitung (SGPMB)
  http://www.palliative.ch

- Deutsche Gesellschaft für Palliativmedizin e. V. (DPG)
  http://www.dgpalliativmedizin.de

---

[44] Siehe Kapitel Dyspnoe.

Zum Abschluss

Der chronische Schmerz wird oft von Schwestern und Ärzten unterschätzt, obwohl seine Linderung ein therapeutisches **Muss** ist, und es heutzutage genug wirksame Mittel gibt. Schmerz ist nicht unabwendbar. Es ist die Aufgabe aller Pflegenden, dem Schmerz vorzubeugen, auf ihn zu achten, und ihn gut einzuschätzen, um eine adäquate d. h. effiziente, flexible und für den Patienten so wenig wie möglich belastende Therapie einsetzen zu können.

Medikamente bringen eine reale Verbesserung, wenn sie mit einer qualifizierten Pflege und einer aufrechten Beziehung kombiniert sind. Krankheit an sich kann nicht demütigend sein. Demütigung wird durch menschliche Beziehungen verursacht, nicht durch die Krankheit an sich. Das heißt, Kranksein kann zu Beziehungen führen, die für den Patienten demütigend sind, und von daher muss eine gute Pflege unter allen Umständen Achtung vor dem kranken Menschen bekunden und seine Würde bewahren.

Ein großer amerikanischer Arzt sagt: „Heilen – das können wir selten; lindern – das können wir oft; aber trösten – das können wir immer."

Der physische Schmerz tritt nie isoliert auf. Der schmerzgeplagte Patient leidet an Körper und Seele. Er erwartet von den Pflegenden eine aufmerksame Fachkenntnis, die es ihm erlaubt, als Mensch bis zum Lebensende anerkannt zu werden.

„Wir alle können dafür entschuldigt werden,
wenn wir Patienten nicht heilen können,
aber nicht dafür, dass wir nicht versucht haben,
das Leiden und den Schmerz zu lindern".

Striebel H.W.

Anhang

Anhang 1

 AIDS

Menschen, die HIV positiv sind, werden im Grunde genommen von Anfang an palliativ betreut, da eine kausale Therapie derzeit nicht möglich ist. Die symptomorientierte Therapie hat in den letzten Jahren rasante Fortschritte gemacht. Das Problem ist derzeit nur, dass mehr und mehr Patienten die HIV-positiv sind, nicht mehr auf komplexe antiretrovirale Therapien ansprechen.

Menschen, die an Aids leiden und eine Palliativpflege in Anspruch nehmen:

- Sind meistens bestens informiert über ihre Krankheit,
- Müssen eine Unmenge an Medikamenten als Basistherapie nehmen und zusätzlich eine Menge an Medikamenten gegen opportunistische Infektion wie Candidiasis, Herpes Simplex, Mykobakteriose,
- Der Zustand kann sich sehr schnell ändern eben durch eine opportunistische Infektion,
- Leiden manchmal unter zusätzlichen opportunistischen Tumoren wie Kaposi-Syndrom,
- Sind manchmal schon lang „Sozial" gestorben,
- Einige haben zusätzlich zu ihrer Erkrankung Drogenprobleme,
- Haben meistens einen sehr langen Leidensweg durchgemacht mit vielen Höhen und Tiefs,
- Dafür hat sich oft eine vertrauensvolle Beziehung zum Betreuungsteam im Lauf der Jahre aufgebaut.

Ein wichtiger Indikator für das Fortschreiten der Erkrankung ist die Anzahl der CD4+-T-Lymphozyten.

In der Terminalphase, die oft sehr schwierig zu erkennen ist, möchten die Patienten die Unmenge von Medikamenten, die sie Tag für Tag einnehmen müssen, reduzieren. Es gibt keine Richtlinien. Die Fortführung oder die Beendigung der prophylaktischen Therapien muß im Einzelfall mit dem Patienten im Team besprochen werden. Dann stellen sich Fragen wie: welche Medikamente können reduziert, bzw. abgesetzt werden, ohne daß die opportunistischen Infektionen die Lebensqualität der letzten Lebenstage zu negativ beeinträchtigen?

Besondere pflegerische Probleme in der letzten „Lebens-Sterbe-Phase"
können sein:
- Ausgeprägte Pflegebedürftigkeit mit sehr hohem personellem, zeitlichem und finanziellem Aufwand,
- Demenz: rechtzeitig Wünsche und Bedürfnisse für die Terminalphase
  besprechen,
- Ausgeprägte Kachexie,
- Ulzerierende, schmerzhafte, juckende Herpes Simplex-Infektionen, die
  sich oft bakteriell superinfizieren. Da die Übertragung durch Schmier-
  infektion bzw. durch direkten Körperkontakt stattfindet, müssen die
  hygienischen Regeln strikt eingehalten werden. Die medikamentöse
  Therapie erfolgt mit Aciclovir ein Guanin-Derivat und Virustatikum:
  Aciclobene®, Aciclostad®, Aciclotyrol®, Aciclovir®, Zovirax®.
- Die orale Soorinfektion, Candidiasis.
- Der Muskelabbau durch Hypogonadismus kann durch eine Therapie
  bei AIDS Patienten beeinflusst werden.
- Oxandrolon führt zu einer Zunahme der Muskelmasse, des Gewichtes
  und hat eine erhellende Wirkung auf die Stimmung. Diese Wirkung kann
  durch eine parallel laufende aktive Mobilisation vergrößert werden.
- Rebecca Spirig hat das selbstregulierende HIV/AIDS Symptommanage-
  ment-Modell (SSMM-HIV) entwickelt, das auf der sozialen Unterstüt-
  zung im Alltag basiert. Die soziale Unterstützung beeinflusst
  - Die Symptomerfahrung (Wahrnehmung der Krankheit, Erleben der
    Krankheit)
  - Symptommanagement
  - Medikamentenmanagement auf Grundlage der komplizierten Ba-
    sistherapie
  - Das momentane subjektive Wohlbefinden.

Anhang 2

 Amyotrophe Lateralsklerose (ALS)

Die Amyotrophe Lateralsklerose (motor neuron disease) ist eine voran-
schreitende, degenerative Erkrankung des Zentralnervensystems unbe-
kannter Genese. ALS ist eine Krankheit, die sich permanent und linear (und
nicht in Schüben) verschlechtert. Deswegen ist im Grunde genommen die
Betreuung von ALS Patienten von Anfang an palliativ, da es derzeit keine
Heilung gibt. Die palliative Betreuung fängt bei der Aufklärung der Diagnose an und dauert, solange der Patient lebt und besteht nach seinem Tod
in der Betreuung der Angehörigen weiter. Von Anfang an sind der Patient
mit seinem Umfeld, Ziel der Betreuung. Das Ziel der Betreuung richtet sich
hier noch mehr als sonst nach dem Erleben des Patienten. Welche Prioritäten setzt der Patient jetzt und hier? Unsere Aufgabe ist es den Patienten
so zu unterstützen, dass er die Chance bekommt Strategien zu entwickeln,
um seine Lebensqualität und Wohlbefinden zu erhöhen.
Die ALS wurde 1869 erstmals vom französischen Neurologen Professor
Charcot beschrieben, deswegen heißt sie auch „maladie de Charcot".
Die Wahrnehmung des Patienten ist nur in 10 bis 20 % der Fälle betroffen.
Die Sinne bleiben in der Regel intakt.
Die unwillkürliche Organmuskulatur ist nicht betroffen.
Die Grundlage für die Symptome bei ALS ist der Verfall von motorischen
Nervenzellen im Zentralnervensystem. Diese Nervenzellen versorgen die
Muskulatur mit Impulsen. Bei ALS werden in erster Linie einerseits:

- Die Muskulatur von Armen und Beinen betroffen (Rückenmarkim-
  pulse).
  Sie wird schwächer und schrumpft. Dies führt u. a. zu zunehmender
  Kraftlosigkeit und Einschränkung der Bewegungen.
- Andererseits die Muskulatur des Gesichts und des Mundes (Hirn-
  nervenkernimpulse).
  Dies führt u. a. zu einer Lähmung der zum Schlucken benötigten Mus-
  kulatur und zu einer gestörten Artikulation.

Nie darf vergessen werden, dass die Wahrnehmung des Patienten, sein
Bewusstsein und seine intellektuellen Fähigkeiten **nicht** betroffen
sind, auch wenn im Verlauf der Erkrankung das Gesicht starr und
ausdruckslos wird.

Der Patient verfolgt genau das Fortschreiten der Erkrankung, dies bedeutet, dass eine intensive psychologische Betreuung des Patienten
gegeben sein soll, die während der gesamten Dauer der Erkrankung
anhält.

Die meisten Patienten versterben durch Komplikationen, die aufgrund
der Lähmung der Atemmuskulatur oder der beim Schluckakt beteiligten Muskeln entstehen. Nahrungsmittel werden aspiriert. Dies bedeutet einerseits Erstickungsgefahr, andererseits kann sich eine schwere
Lungenentzündung entwickeln. Atmet der Patient nicht mehr genügend Kohlendioxid aus, fällt er in ein Koma und schläft ein.

Was bedeutet dies für die Betreuung

1. Von Anfang an

müssen Logopäden, Diätassistenten, Ergotherapeuten, Physiotherapeuten, Atemtherapeuten und Pflegende ein Gesamtbetreuungskonzept entwickeln, um die verschiedenen Funktionen möglichst lang zu erhalten.

Die Pflege hilft Gefühle und Empfindungen wahrzunehmen und auszudrücken.

Sie ist nicht nur Pflege des Körpers, sondern auch der Psyche. Sie ist eine
Möglichkeit der nonverbalen Kommunikation.

2. Die Symptome sind

- Schmerzhafte Muskelkrämpfe und unkontrollierte Muskelzuckungen.
  Da der Patient oft selber seine Körperstellungen nicht ändern kann,
  werden wir als Pflegende aufgerufen behutsam, langsam und geduldig
  bequeme, entspannende Lagerungen zu finden und diese so oft zu
  ändern, wie es für diesen Patienten notwendig ist. Da kann der Patient von basalen stimulierenden Maßnahmen sicher profitieren.
- Das Gefühl der Kraftlosigkeit schreitet parallel zur Lähmung und zum
  zunehmenden Schwund der Muskel fort. Eine gezielte passive und
  aktive Heilgymnastik ermöglicht, die noch vorhandenen Kräfte optimal
  zu nützen. Der Patient muss genau überlegen: wofür möchte ich meine
  restlichen Kräfte einsetzen? Was ist für mich wichtig?
- Zunehmender Verlust der Sprechfähigkeit, Dysarthrie: deshalb ist
  noch mehr als sonst, eine ausgezeichnete pflegerische Anamnese
  unbedingt notwendig, damit Wünsche, Wille, Gewohnheiten, Wertskalen schriftlich dokumentiert sind, wenn die verbale Kommunikation
  nicht mehr möglich ist. Besonders die Wünsche, was Terminalphase
  und Begräbnis betreffen, müssen früh angesprochen werden. Rechtzeitig muss mit den Patienten eine computergestützte Kommunikation
  bzw. eine „Alphabettafel" – Kommunikation eingeübt werden. Parallel

dazu soll eine Augensprache ausgemacht werden, da die Augenmotilität (sowie die Sphinktermotilität) sehr oft vom Lähmungsprozess ausgespart wird. Die Augensprache bleibt oft die letzte Kommunikationsmöglichkeit des „eingeschlossenen" Patienten. Die Pflegeperson muss geschlossene, einfache, und verständliche Fragen stellen, die der Patient mit Augenlidbewegungen beantworten kann.

- Zunehmender Reizhusten[45]
- Zwanghaftes Lachen und Weinen belasten den Patienten und seine Umgebung oft sehr. Der Patient schämt sich und traut sich nicht, das Thema anzusprechen. Es ist sehr wichtig, dem Patienten zu erklären, dass dies zur Krankheit gehört. Neben der menschlichen Zuwendung kann eine medikamentöse Therapie versucht werden mit Citalopram, Fluoxetin oder Amitriptylin
- Ausgeprägte unterschiedliche „Tagesverfassung"
- Übermäßiger Speichelfluss: ALS Patienten produzieren zwar nicht mehr Speichel, aber da der Schluckakt gestört ist, sammelt sich der Speichel im Mund und tropft einfach aus den Mundwinkeln. Erstens ist dieser Speichelfluss kein schöner Anblick und führt daher zusätzlich zu sozialer Isolation. Zweitens kann sich der Patient verschlucken. Dies führt wiederum zu Hustenanfällen und Aspirationen, die sehr unangenehm und anstrengend, manchmal sogar gefährlich sind.
Die Pflegeperson soll einerseits darauf achten,
  - dass die Haut um den Mund intakt bleibt (Ringelblumen-Salbe),
  - dass keine Rhagade entstehen (mehrmals täglich Lippenpflege),
  - dass der Speichelfluss abgefangen wird (kleine saugfähige Unterlage)
  - dass der Patient nicht auf einem feuchten Kopfpolster liegt. Andererseits muss sie mit dem Patienten Lagerungen suchen, bei denen keine Aspirationsgefahr besteht. Eine medikamentöse Therapie kann versucht werden mit Anticholinergika, Atropin oder Glycopyrroniumbromid. Glycopyrroniumbromid (Robinul®) ist ein Parasympatholytikum, das eine Reduktion des Speichelflusses, der Sekretion im Pharynx, Trachea und im Bronchialsystem sowie eine Minderung der Magensekretion verursacht. Eine Reduzierung des Speichelflusses bei Setzung eine PEG-Sonde findet oft nicht statt, da durch den Magenfüllungsreiz der Speichelfluss oft genauso stark ist, wie bei oraler Nahrungsaufnahme.

---

[45] Siehe Kapitel Tussis.

- Zunehmender Verlust der sozialen Rolle als Mann oder Frau. Durch die lange, zunehmende Pflege des Patienten durch viele verschiedene Personen wird oft vergessen, dass die Person, die eine Pflege benötigt, auch sexuelle, geschlechtliche Gefühle spürt und gern respektiert hätte.
- Die Schluckstörungen: mit der Diätassistentin und dem Patienten gemeinsam muss gesucht werden: welche Nahrungsmittel, welche Speisen werden am besten aufgenommen: flüssig, halbflüssig, dick, nicht zu trocken, warm, kalt, wann geht es am besten, wie groß soll die Portion sein, usw. Mit Hilfe der Logopädin kann u. a. die Spastizität der Zunge beeinflusst werden. Wenn eine PEG-Sonde überlegt wird, soll sie bald gesetzt werden, wenn der allgemeine Zustand des Patienten noch gut ist, auch wenn es möglicherweise zu diesem Zeitpunkt noch nicht hundertprozentig notwendig wäre.
- Dyspnoe[46]: eine Atemschulung ist wesentlich, um den Patienten zu lehren, wie er am effizientesten atmen kann, wie er seine Restkapazitäten optimal benützt, maximale Ausschöpfung ist angesagt. Sie soll so früh wie möglich beginnen. Im fortgeschrittenen Stadium, wenn der Patient sich sicherer und wohler fühlt, kann Sauerstoff oder Morphin gegeben werden, um die berechtigte Angst vor dem Ersticken zu lindern. Für viele Patienten mit ALS steht die quälende Angst vor dem Ersticken im Vordergrund.
- Zeichen der Hypoventilation sollen erkannt werden: Schlafstörungen führen zu Müdigkeit und Konzentrationsstörungen, die ihrerseits Angstzustände, Muskulaturschmerzen, Zyanose und Tachycardie verursachen (Frey, 2006). Auf Wunsch des Patienten kann eine nicht invasive Überdruckbeatmung eine Linderung bringen.
- Schlafstörungen, durch Angst und Depression, durch Lähmung (Unfähigkeit, unbequeme Lagerung selber zu ändern), Muskelkrämpfe, Myoklonien, Hypersalivation, Atemstörungen. Die Pflegepersonen sollen ein Einschlafritual entwickeln, welches dem Patienten ermöglicht sich zu entspannen, seine Sorgen auszudrücken und eine bequeme Position einzunehmen. Massage, Basale Stimulation, oder Entspannungstechniken sollten ausprobiert werden, bis die geeignete Methode für diesen Patienten gefunden wird.
- Obstipation[47] durch Bewegungsmangel und Medikamente. Die Lagerung und Transferzeiten sollen am individuellen Stuhl- und Harngang angepasst sein, um unnötige Lagerungsschmerzen zu verhindern.

---

[46] Siehe Kapitel Dyspnoe.
[47] Siehe Kapitel Obstipation.

Information über ALS und Hilfsangebote können unter

Österreichische ALS-Gesellschaft: www.alo.gate.at
Deutsche Gesellschaft für Muskelkranke: www.dgm.org
Schweizerische Gesellschaft für Muskelkranke SGMK, Zürich:
www.sgmk.ch angefragt werden.

Literaturverzeichnis ab 2003 bis jetzt

Abt-Zegelin A (2003) Patienten- und Familienedukation in der Pflege. In: Deutscher Verein für Pflegewissenschaft (Hrsg) Das Originäre der Pflege entdecken. Frankfurt am Main, Mabuse

Antonovsky A (1997) Salutogenese. Zur Entmystifizierung der Gesundheit. Tübingen, DGVT

Aulbert E, Klaschik E, Schindler T (Hrsg) (³2004) Palliativmedizin im ambulanten Sektor. Beiträge zur Palliativmedizin, 6. Stuttgart, Schattauer

Aulbert E, Nauck F, Radbruch L (Hrsg) (²2006) Lehrbuch der Palliativmedizin. Stuttgart New York, Schattauer

Bausewein C, Roller S, Voltz R (Hrsg) (²2004) Leitfaden Palliativmedizin. München, Urban und Fischer

Bausewein C, Remi C, Twycross R G (2005) Arzneimitteltherapie in der Palliativmedizin. München, Elsevier GmbH, Urban &Vogel

Bischofberger I (2005) Am Assessment führt kein Weg vorbei. Krankenpflege 6: 18–21

Bischofberger I, Bislimi R, et al (2005) Positionspapier. Assessmentinstrumente in der Pflege an dem Beispiel Schmerz. Publikation der WE'G Aarau

Bundesarbeitsgemeinschaft Hospiz e. V. (2004) Ambulante Hospizarbeit: Grundlagentexte und Forschungsergebnisse zur Hospiz- und Palliativarbeit 1. Hospiz Verlag

Butler D (2005) Schmerzen verstehen. Berlin Heidelberg Düsseldorf, Springer

Breitbart W, Heller K S (2003) Reframing hope: meaning-centred care for patients near the end of life. J Palliat Med 6: 979–988

Caraceni A, Grassi L (2003) Delirium. Acute confusional states in palliative medicine. Oxford New York Tokyo, Oxford University Press

Corbin J M, Strauss A (²2004) Weiterleben lernen: Verlauf und Bewältigung chronischer Krankheit. Bern, Huber

Davy M G, Ellis S (²2007) Palliativ pflegen. Sterbende verstehen, beraten und begleiten. Bern, Huber

Deutsche Gesellschaft für Palliativmedizin (2004) Pflegeleitlinien

Deutsches Netzwerk für Qualitätsentwicklung in der Pflege (DNQP) (2002) Expertenstandard Decubitusprophylaxe. Osnabrück

Deutsches Netzwerk für Qualitätsentwicklung in der Pflege (DNQP) (2005) Expertenstandard Schmerzmanagement in der Pflege bei akuten und tumorbedingten chronischen Schmerzen. Entwicklung – Konsentierung – Implementierung. Osnabrück

Dichgans J, Diener H-C (Hrsg) (2003) Therapie und Verlauf neurologischer Krankheiten. Stuttgart, Kohlhammer

Diener H-C, Maier C (2003) Das Schmerz Therapie Buch: Medikamentös, interventionell, psychologisch, physikalisch. München, Urban und Fischer bei Elsevier

Doenges M E, Frances M, et al (³2003) Pflegediagnosen und Maßnahmen. Bern, Huber

Doyle D, Hanks G, et al (³2004) Oxford textbook of palliative medicine. Oxford New York Tokyo, Oxford University Press

Ellershaw J (2003) Care of the dying. A pathway to excellence. Oxford New York Tokyo, Oxford University Press

Ewers M, Schaeffer D (Hrsg) (2005) Am Ende des Lebens. Versorgung und Pflege von Menschen in der letzten Lebensphase. Bern, Huber

Eychmüller S (2003) Der chronifizierte Schmerz. In: Praktische Betrachtungsweise der Schmerzbehandlung. UPSA Pain Institute

Feichtner A (2006) Stomatitis und Xerostomie bzw. exulzerierende Tumorwunden. In: Knipping C (Hrsg) Lehrbuch Palliative Care. Bern, Huber

Franz C, Kröner-Herwig B, Rehfisch H P (Hrsg) (2004) Psychologische Schmerztherapie. Berlin Heidelberg Düsseldorf, Springer

Fuchs C (2005) Gibt es auch spirituelle Dyspnoe? Palliative-ch 4: 21–23

Georg J (2003) Flüssigkeitsdefizite und Trinkförderung. NOVA 7/8: 11–13

Georg J (2005) Beratungsbedarf – Wissensdefizite erkennen und ausgleichen. Pflege aktuell 58 (12/2004): 648–651

Georg J (2005) NANDA International. NANDA-Pflegediagnosen. Definition und Klassifikation 2005–2006. Bern, Huber.

Haider A, Solish N (2004) Hyperhidrosis: an approach to diagnosis and management. Dermatol Nurs 16: 515–523

Hankemeier U B, Krizanits F H, Schüle-Hein K (Hrsg) ([3]2004) Tumorschmerztherapie. Berlin Heidelberg Düsseldorf, Springer

Hasemann W, Prett M, Spirig R, et al (2006) Mehr Handlungsoptionen bei akuter Verwirrtheit. Projekt Delir-Management am Universitätsspital Basel. Krankenpflege 1: 15–17

Hiddemann W, Huber H, Bartram C (2004) Die Onkologie. Berlin Heidelberg Düsseldorf, Springer

Hofer M, Hess T (2005) Dyspnoe in der Palliativmedizin: pathophysiologische Konzepte und Therapie. Palliativ-ch 4: 5–8

Höfling W (2007) Recht und Ethik der Palliativmedizin (Recht – Ethik – Gesundheit). Eugen Brysch von Lit Verlag

Hugel H, et al (2004) The prevalence, key causes and management of insomnia in palliative care patients. J. Pain Symptom Management 27 (4/2004): 316–321

Husebø S, Klaschik E ([4]2006) Palliativmedizin. Schmerztherapie, Ethik und Kommunikation. Berlin Heidelberg Düsseldorf, Springer

Karthaus M, Frieler F (2004) Essen und Trinken am Lebensende. Ernährungstherapie für Krebspatienten in der Palliative Care. Wien Med Wochenschau 154: 192–198

Kearney N, Richardson A (2006) Nursing patients with cancer. Principles and Practice. Edinburgh/London, Elsevier Churchill Livingstone

Kern M ([2]2006) Palliativpflege – Richtlinien und Pflegestandards. Bonn, Pallia Med

Klaschik E, Husebø S (2003) Schmerztherapie – Gesprächsführung – Ethik. Berlin Heidelberg Düsseldorf, Springer

Klaschik E, Nauck F, Ostgathe C (2003) Constipation – modern laxative therapy. Supportive Care in Cancer 11: 679–685

Klaschik E (2005) Medikamentöse Schmerztherapie bei Tumorpatienten. Ein Leitfaden. Bonn, Pallia Med

Kloke M, de Stoutz N (2005) Symptomorientierte onkologische Therapie. Berlin Heidelberg Düsseldorf, Springer

Knipping C (2006) Lehrbuch Palliative Care. Bern, Huber

Kränzle S, Schmid U, Seeger C (2007) Palliative Care: Handbuch für Pflege und Begleitung. Berlin Heidelberg Düsseldorf, Springer

Kostrzewa S, Kutzner M (^{2}2004) Was wir noch tun können! Basale Stimulation in der Sterbebegleitung. Bern, Huber

Krähenbühl S (2004) „Start low, go low" Pharmakokinetik und -dynamik im Alter. Geriatrie Praxis 4: 36–39

Krebsliga Schweiz (2004) Gemeinsam gegen Schmerzen. Grundsätze der Schmerztherapie bei Krebs. Bern, Krebsliga

Krumwiede K H (2003) Ernährungsberatung in Tumorkachexie: so essen die Patienten besser. MMW Fortschr Med 145: 35–38

Likar R, Bernatzky G, Manger-Kogler H, et al (2008) Schmerztherapie in der Pflege: Schulmedizinische und komplementäre Methoden. Berlin Heidelberg Düsseldorf, Springer (In Vorbereitung)

London F (2003) Informieren, Schulen, Beraten. Praxishandbuch zur pflegebezogenen Patientenedukation. Bern, Huber

Loyd-Williams M (2003) Psychosocial issues in palliative care. Oxford New York Tokyo, Oxford University Press

Meuret G (2007) Palliative Home Care Tumorkranker: Ein Kompendium für Ärzte, Pflegekräfte und Angehörige. Stuttgart, Kohlhammer

Morita T, Hirai K, et al (2004) Family-perceived distress from delirium-related symptoms of terminally ill cancer patients. Psychosomatics 45: 107–113

Müller-Busch H C (2004) Sterbende sedieren? Z Palliativmedizin 5: 107–112

Müller-Mundt G (2005) Chronischer Schmerz. Herausforderung für die Versorgungsgestaltung und Patientenedukation. Bern, Huber

Parker R, Janjan N, Selch M (2003) Radiation oncology for cure and palliation (Medical Radiology). Berlin Heidelberg Düsseldorf, Springer

Payne Sh, Seymour J, Ingleton Ch (2004) Palliative care nursing: principles and evidence for practice. McGraw- Hill Higher Education

Pleschberger S, Heimerl K, Wild M (Hrsg) (^{2}2005) Palliative Pflege – Grundlagen für die Praxis und Unterricht. Wien, Facultas

Pietersma P, Follett-Bick S, et al (2003) A bedside food cart as an alternate food service for acute and palliative oncological patients. Support. Care Cancer 11: 611–614

Portenoy R K, Buera E (2003) Issues in palliative care research. Oxford New York Tokyo, Oxford University Press

Radbruch L (2003) Beprenorphine TDS use in daily practice, benefits for patients. Int J Clin Pract Suppl 19/2003

Schaeffer D (2004) Der Patient als Nutzer. Krankheitsbewältigung und Versorgungsnutzung im Verlauf chronischer Krankheit. Bern, Huber

Schreier M M (2005) Positionspapier zur Grundsatzstellungnahme „Ernährung und Flüssigkeitsversorgung älterer Menschen". Z PrinterNet 7 (8/2005): 423–429

Schweizerische Akademie der Medizinischen Wissenschaften (SAMW) (2004) Betreuung von Patientinnen und Patienten am Lebensende. Medizinisch-ethische Richtlinien. Basel, SAMW

Schweizerische Akademie der Medizinischen Wissenschaften (SAMW) (2005) Palliative Care. Medizinisch-ethische Richtlinien und Empfehlungen vom 25. November 2005. Basel, SAMW

Specht-Toman M, Tropper D ([3]2007) Hilfreiche Gespräche und heilsame Berührungen im Pflegealltag. Berlin Heidelberg Düsseldorf, Springer

Stagno D, Stiefel F (2003) Schlafstörungen bei Patienten mit chronischen Schmerzen. Palliative-ch 1: 8–12

Stähli A (2003) Umgang mit Emotionen in der Palliativpflege. Ein Leitfaden. Stuttgart, Kohlhammer Pflege Wissen und Praxis

Stantejsky D (2008) Physiotherapie in der Palliativpflege. Wien. Unveröffentlichtes Referat

Steel K, et al (2003) The RAI-PC: An assessment instrument for palliative care in all settings. American Journal Hospice and Palliative Care 20 (3/2003): 211–219

Stiefel F, Stagno D (2004) Management of insomnia in patients with chronic pain conditions. Drugs 18 (5/2004): 285–296

Strasser F, Stanga Z, et al (2004) Palliation von Appetitverlust und Mangelernährung. Palliative-ch, 1: 6–15

Strohbücker B (2005) Schmerzeinschätzung und Dokumentation. In: Deutsches Netzwerk für Qualitätsentwicklung in der Pflege (DNQP) Expertenstandard Schmerzmanagement in der Pflege. Osnabrück

Student J C, Napiwotzky A (2007) Palliative Care: Wahrnehmen – Verstehen – Schützen. Pflegepraxis. Stuttgart, Thieme

Student J C, Mühlum A, Student von Utb U (2007) Soziale Arbeit in Hospiz und Palliative Care. Stuttgart, Uni-Taschenbücher S

Twycross R G (2003) Itch: scratching more than the surface. QjM 96: 7–26

Volz R, Bernat J L, Dorasio G D, et al (2004) Palliative care in neurology. Oxford New York Tokyo, Oxford University Press

Diese Liste ist freibleibend und erhebt keinen Anspruch auf Vollständigkeit.

SpringerMedizin

Günther Bernatzky, Reinhard Sittl,
Rudolf Likar (Hrsg.)

Schmerzbehandlung in der Palliativmedizin

2., überarb. Aufl.
2006. XIII, 263 Seiten. 27 Abbildungen.
Broschiert **EUR 36,95**, sFr 57,50
ISBN 978-3-211-25289-5

Zur Palliativmedizin gehört neben der sozialen, psychologischen und spirituellen Begleitung eine gute Schmerztherapie, die sich nach Art und Intensität der Schmerzen sowie der unmittelbaren sozialen Umgebung der Patienten richtet. Neben Schmerztherapie und Symptomkontrolle ist die Prophylaxe und Behandlung der Nebenwirkungen wesentlich, um die Lebensqualität schwerkranker Menschen zu verbessern. In der komplett neu überarbeiteten Neuauflage folgen nach Kapiteln zu Ethik, Lebensqualität und Kommunikation Grundlagenbeiträge über Klassifikation, Entstehung und Diagnostik des Schmerzes. Daran schließt eine moderne Darstellung der medikamentösen und chirurgischen Therapie, Strahlentherapie, nichtmedikamentösen Schmerztherapiemethoden (TENS, Biofeedback, Musik, Humor) in der Palliativmedizin an. Allgemeine Symptombehandlung, Therapieempfehlungen, Tabellen, Rezepturen und Dosierungsschemata sowie Fallberichte erleichtern die Umsetzung in die Praxis. Ein eigenes Kapitel ist der Hilfe zur Selbsthilfe gewidmet.

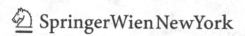

SpringerWien NewYork

P.O.Box 89, Sachsenplatz 4–6, 1201 Wien, Österreich, Fax +43.1.330 24 26, books@springer.at, **springer.at**
Haberstraße 7, 69126 Heidelberg, Deutschland, Fax +49.6221.345-4229, SDC-bookorder@springer.com, springer.com
P.O. Box 2485, Secaucus, NJ 07096-2485, USA, Fax +1.201.348-4505, service@springer-ny.com, springer.com
Preisänderungen und Irrtümer vorbehalten.

SpringerKrankenpflege

Gerald Gatterer, Antonia Croy

Leben mit Demenz

Praxisbezogener Ratgeber für Pflege und Betreuung

Unter Mitarbeit von G. Neubauer, M. Schmieder, H.G. Zapotoczky.
2005. XIII, 325 Seiten. 14 Abbildungen.
Broschiert **EUR 34,95**, sFr 54,50
ISBN 978-3-211-00804-1

Die demographische Entwicklung prophezeit uns: Wir werden alle älter. Die hinzugewonnene Lebenszeit kann aber oft ein Leben mit Krankheit, Behinderung und der Pflegeabhängigkeit von anderen Menschen sein. Dieses Handbuch beleuchtet das Leben mit einer dementiellen Erkrankung und stellt einen praxisorientierten Leitfaden für das Zusammenleben mit von Demenz betroffenen Personen dar. Klar und verständlich werden die Ursachen der Erkrankung und Möglichkeiten für Diagnostik und Therapie besprochen. Fachleute aus den Bereichen Medizin, Pflege, Psychologie und Angehörigenbetreuung stellen praxisrelevante Lösungen für die im Verlauf der Erkrankung auftretenden Probleme, vom Erkennen der ersten Symptome bis hin zum Abschiednehmen, vor. Alle professionellen Helfer der Altenpflege sowie Betroffene und deren Angehörige erhalten einen detaillierten Überblick zur Betreuung und Versorgung von dementiell erkrankten Menschen. Ein Serviceteil bietet wichtige Kontaktadressen für Deutschland, Österreich und die Schweiz.

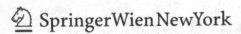 Springer Wien New York

P.O.Box 89, Sachsenplatz 4–6, 1201 Wien, Österreich, Fax +43.1.330 24 26, books@springer.at, **springer.at**
Haberstraße 7, 69126 Heidelberg, Deutschland, Fax +49.6221.345-4229, SDC-bookorder@springer.com, springer.com
P.O. Box 2485, Secaucus, NJ 07096-2485, USA, Fax +1.201.348-4505, service@springer-ny.com, springer.com
Preisänderungen und Irrtümer vorbehalten.

SpringerKrankenpflege

Brigitte Scharb

Spezielle validierende Pflege

3., überarb. u. erw. Aufl.
Geleitwort: C. Staudinger, A. Huber
In Zusammenarbeit mit S. Reichl, R. Wachter, E. Bechtold.
2005. XVIII, 268 Seiten. 3 Abbildungen.
Broschiert **EUR 42,95**, sFr 67,–
ISBN 978-3-211-25366-3

Die „**Spezielle validierende Pflege**" ist ein von Brigitte Scharb entwickeltes geriatrisches Pflegemodell zur Befriedigung psychosozialer Grundbedürfnisse desorientierter, hochbetagter Personen. In diesem individuellen Pflegekonzept wird die Bewahrung und Förderung vorhandener Kompetenzen der Klienten dauerhaft unterstützt und ein Absinken in ein Stadium stärkerer Desorientiertheit nach Möglichkeit verhindert. Dies basiert auf einer präzisen Dokumentation und Biographieerhebung und unter Einsatz validierender Techniken bzw. Pflegemaßnahmen (nach Naomi Feil). Die Autorin gibt anhand zahlreicher praktischer Fallbeispiele eine umfassende Einführung in die theoretischen Grundlagen des Pflegemodells und zeigt, wie ein entsprechendes Bedürfnismodell erstellt wird. Für den neu gestalteten Praxisteil wurden vier ausführliche Dokumentationsbeispiele herangezogen, die in Aufbau, Methodik und fachlicher Umsetzung den gegenwärtigen Stand praktischer Anwendung Spezieller validierender Pflege anschaulich darlegen.

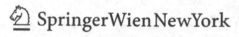

SpringerWienNewYork

P.O.Box 89, Sachsenplatz 4–6, 1201 Wien, Österreich, Fax +43.1.330 24 26, books@springer.at, **springer.at**
Haberstraße 7, 69126 Heidelberg, Deutschland, Fax +49.6221.345-4229, SDC-bookorder@springer.com, springer.com
P.O. Box 2485, Secaucus, NJ 07096-2485, USA, Fax +1.201.348-4505, service@springer-ny.com, springer.com
Preisänderungen und Irrtümer vorbehalten.

SpringerKrankenpflege

Ursula Stöhr

Seniorenspielbuch

Reaktivierung Dementer in Pflege und Betreuung

2008. XIV, 229 Seiten. 36 Abbildungen in Farbe.
Broschiert **EUR 24,95**, sFr 41,–
ISBN 978-3-211-72016-5

Eine Demenz verändert die Persönlichkeit des Menschen. Im schleichenden Prozess verlieren Betroffene gewohnte Fähigkeiten, Sicherheit und Selbstständigkeit. Dementiell eingeschränkte Menschen haben immer noch funktionsfähige Sinnesbereiche mit offenen Zugängen für sprachliche und emotionale Ansprechbarkeiten. Dieses Buch zeigt neue Trends in der Altenpflege sowie die häufigsten Demenzformen und deren Auswirkungen. Gut strukturiert und einfühlsam beschrieben werden 200 Spiele zur Förderung von Bewegung, Entspannung, Kommunikation, Orientierung, Konzentration und das Gedächtnis angeboten. Die Autorin berichtet von ihrer jahrelangen Spielerfahrung mit Senioren. Den Pflegepersonen und Betreuern werden Möglichkeiten aufgezeigt, wie sie den Abbau durch spielerisches Üben aufhalten und vorhandene Ressourcen entdecken, stärken und erhalten können. Denn spielerisch aktivierte Menschen wollen ihre entdeckten Stärken und Fähigkeiten in einer partnerschaftlichen Pflege äußern.

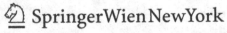 SpringerWienNewYork

P.O.Box 89, Sachsenplatz 4–6, 1201 Wien, Österreich, Fax +43.1.330 24 26, books@springer.at. **springer.at**
Haberstraße 7, 69126 Heidelberg, Deutschland, Fax +49.6221.345-4229, SDC-bookorder@springer.com, springer.com
P.O. Box 2485, Secaucus, NJ 07096-2485, USA, Fax +1.201.348-4505, service@springer-ny.com, springer.com
Preisänderungen und Irrtümer vorbehalten.